Karin Blumer

Tierversuche zum Wohle des Menschen?

Ethische Aspekte des Tierversuchs unter besonderer Berücksichtigung transgener Tiere

2., unveränderte Auflage

UTZ

Herbert Utz Verlag · München

Münchner Philosophische Beiträge

herausgegeben von

Nikolaus Knoepffler
Wilhelm Vossenkuhl
Siegbert Peetz
Bernhard Lauth

Band 1

Zugl.: Diss., 1997

Bibliografische Information der Deutschen Nationalbibliothek:
Die Deutsche Nationalbibliothek verzeichnet diese Publikation in der Deutschen Nationalbibliografie; detaillierte bibliografische Daten sind im Internet über http://dnb.d-nb.de abrufbar.

frühere Ausgabe: ISBN 978-3-89675-398-4

ISBN 978-3-8316-8158-7

Printed in EU
Herbert Utz Verlag GmbH, München
www.utzverlag.de

Gewidmet
P. Walter Kerber SJ,
meiner Familie
und allen Freunden

INHALTSVERZEICHNIS

1 Einführung

Im Lauf des vergangenen Jahrhunderts konnten die modernen Natur- und Technikwissenschaften immense Fortschritte sowohl theoretischer als auch praktischer Natur erzielen. Unstrittig verdankt sich so das Bestehen unserer heutigen Gesellschaftssysteme zu einem wesentlichen Teil auch und gerade diesen Wissenschaften, die in vielerlei Hinsicht die Möglichkeitsbedingungen einer gesicherten Existenz der sozialen Strukturen lieferten. Dennoch läßt sich seit einigen Jahrzehnten gerade in den Bevölkerungen der westlichen Industriestaaten ein wachsendes Unbehagen an der Technisierung der Lebenswelt feststellen, das seinen Ausdruck in zunehmender Kritik an Wissenschaft und Technik findet.

Diese Arbeit setzt sich thematisch mit einem Kerngebiet dieser Debatten auseinander - dem brisanten Feld der ethischen Vertretbarkeit von Tierversuchen. In dessen Zentrum steht die Frage, ob - und wenn ja in welchen Fällen - der Einsatz von Tieren zur Lösung wissenschaftlicher Fragestellungen gerechtfertigt werden kann.

In diesem Bereich muß zunächst geklärt werden, ob Tiere Wesen mit einem moralisch relevanten Eigenwert darstellen, denen gegenüber wir direkte Pflichten haben. Wenn dies positiv zu beantworten ist, stellt sich die weiterreichende Frage, ob - und wenn ja, in welchem Ausmaß - sich diese Pflichten von denen, die wir anderen Menschen (und gegebenenfalls niederen Lebewesen wie Pflanzen) gegenüber besitzen, unterscheiden.

Spätestens seit dem Jahr 1974 kann eine ethische Diskussion des Tierversuchsbereichs nicht mehr umhin, sich mit einer augenscheinlich neuen Dimension der technischen Eingriffe des Menschen in die außermenschliche Natur auseinanderzusetzen: Der Gentechnologie, die es seither ermöglicht, das Erbgut von Tieren mehr oder weniger gezielt zu verändern. JAENISCH und MINTZ (1974) gelang in diesem Jahr erstmals die Einschleusung fremden genetischen Materials - gereinigter DNA des SV40-Virus - in Mäuseembryonen. Basierend auf den Erkenntnisfortschritten von Biotechnologie und Reproduktionsmedizin einerseits und Molekularbiologie andererseits gelang wenige Jahre später erstmals die

Übertragung und anschließende somatische Expression eines klonierten Gens in Mäusezygoten (GORDON et al., 1980).

Eine breite Öffentlichkeit wurde auf die gentechnische Veränderung von Tieren durch einen spektakulären Versuch von PALMITER et al. (1982) aufmerksam, die ein Wachstumshormongen in Mäuseembryonen injizierten. Die Tiere, die das Transgen stabil integrierten und exprimierten, wiesen das doppelte Normalgewicht von nichtveränderten Wurfgeschwistern auf und wurden publikumswirksam auf dem Titelbild der Zeitschrift „Nature" gezeigt.

Ebenfalls 1982 wurde der Begriff *„transgene Tiere"* geprägt (GORDON und RUDDLE, 1982), der heute in Abhängigkeit davon, ob die transferierte DNA stabil in das Genom des Empfängertiers integriert ist, in leicht abweichenden Definitionen verwendet wird (GELDERMANN und MOMM, 1995).

In der vorliegenden Arbeit steht der Begriff „transgene Tiere" für all diejenigen tierischen Individuen, die im Genom der somatischen - und meistens auch der Keimbahnzellen - *in vitro* rekombinierte DNA-Sequenzen stabil integriert haben. Bei den übertragenen DNA-Sequenzen (Transgenen) kann es sich dabei um Abschnitte von genomischer DNA mit homologen regulatorischen Einheiten oder aber um Genkonstrukte, die aus regulatorischen und kodierenden Bereichen verschiedener Gene zusammengesetzt sind, handeln (WOLF und BREM, 1995a).

Die im Rahmen dieser Studie geleistete ethische Evaluation des Tierversuchs stellt sich der Aufgabe, das Spezialproblem der Erstellung transgener Tiere einer kritischen Reflexion zuzuführen, an mehreren Stellen. Die Grundprämisse hierbei ist, daß die Erstellung transgener Tiere zwar auf neuartigen bio- und gentechnologischen Methoden beruht, aber dennoch anhand derselben Kriterien wie „klassische" Tierversuche bewertet werden muß.

Auf eine ausführliche Darstellung der Methoden, die heute zur Erstellung von transgenen Tieren verwendet werden, wird dabei allerdings verzichtet; vielmehr setzt diese Studie die Kenntnis der grundlegenden naturwissenschaftlichen Termini und Verfahren voraus. Verwiesen sei an dieser Stelle auf die umfangreiche einschlägige Fachliteratur, wie Übersichtsartikel von BREM et al.

(1985), BREM (1993) sowie WOLF und BREM (1995a, 1995b) oder entsprechend ausgerichtete Bücher wie KOCH-BRANDT (1993), SCHENKEL (1995) oder WATSON et al. (1993).

1.1 Aufbau der Arbeit

Der inhaltliche Aufbau der vorliegenden Arbeit ergibt sich folgerichtig aus den angesprochenen Fragestellungen. In einem ersten Schritt werden nach einem knappen Überblick zur Geschichte des Tierversuchs und den Gründen, die den Naturwissenschaftler zum Eintritt in einen ethischen Diskurs verpflichten, die wichtigsten philosophischen Begriffe und Definitionen vorgestellt.

Der nächste große Abschnitt setzt sich mit den unterschiedlichen ethischen Konzeptionen zum moralischen Status von Tieren auseinander, wobei zunächst die fünf prominentesten Argumentationsgänge je kurz vorgestellt und kritisiert werden.

Ein abschließender Schritt dient der Entwicklung der inhaltlichen Bestimmung einer eigenen ethischen Position, die als *Phänomenologie der Achtung* bezeichnet wird.

Nach der Klärung, wem gegenüber der sittlich handelnde Mensch direkte Pflichten hat, folgt eine Diskussion über die formalen Grundprinzipien bei der Bestimmung der sittlich richtigen Handlung. In deren Ergebnis wird nach einer Einführung in die ethischen Argumentationslinien „Deontologie" und „Teleologie" für die Phänomenologie der Achtung ein in Bezug auf Tiere ausschließlich folgenorientiertes Vorgehen postuliert. Es wird außerdem gezeigt, daß diese Diskussion für die Fragen der generellen Zulässigkeit von Tierversuchen und gentechnischen Eingriffen von zentraler Bedeutung ist.

Die Ergebnisse der inhaltlichen und formalen Bestimmung der Phänomenologie der Achtung dienen zur Entwicklung eines Normenkatalogs für den Tierversuchsbereich, der auf dem Prinzip der Güterabwägung basiert. Berücksichtigt werden hierbei neben der Erstellung und Verwendung transgener Tiere auch die problematischen Gebiete des Tierversuchs in der Aus-, Fort- und Weiterbildung und des Tierversuchs in der reinen Grundlagenforschung.

Da ein wesentliches Anliegen dieser Arbeit die Verbesserung des Dialoges zwischen Wissenschaft und Öffentlichkeit darstellt, greift ein letztes Kapitel exemplarisch ein besonders intensiv und kontrovers diskutiertes Gebiet heraus, das in den letzten Jahren immer wieder zu massiven Auseinandersetzungen führte: Die Patentierung transgener Tiere. Dieser Problemkreis ist besonders geeignet, um eine Hauptaufgabe der Ethik praktisch vorzuführen: Die Versachlichung von Konfliktebenen durch streng rationale Prüfung der grundlegenden Argumentationsgänge.

1.2 Technische Vorbemerkungen

Wie im Rahmen jeder interdisziplinär angelegten Studie ergeben sich unvermeidlich gewisse methodische Schwierigkeiten, die schon aus den unterschiedlichen Terminologien von Naturwissenschaften und Philosophie resultieren.

Um das Auffinden von Originalzitaten aus den häufig umfangreichen Quellentexten zu erleichtern, werden bei Bedarf die der jeweiligen Ausgabe entsprechenden Seitenzahlen angegeben.

Historische Autoren werden bei Unverfügbarkeit der Originalquellen nach neueren Editionen zitiert - wie beispielsweise die 1788 erschienene „Kritik der praktischen Vernunft" von Immanuel KANT nach der Akademieausgabe des Meiner-Verlages aus dem Jahr 1990.

2 Ethik und Tierversuche - Vorbemerkungen

2.1 Wurzeln des Tierversuchs als Methode der Naturwissenschaften und als Problem der Ethik

Der Tierversuch als etablierte Forschungsmethode ist wissenschaftsgeschichtlich betrachtet relativ jung. Erst ab dem 17. Jahrhundert wurde im Rahmen der Aufklärung die bis dahin gängige metaphysische Betrachtung der Natur zugunsten mathematisch-objektivierter Erkenntnisse mit physikalischen Grundbegriffen verdrängt (KOLTERMANN, 1994, S. 22). Das Experiment als methodische Grundlage war dabei die wichtigste Grundvoraussetzung zur Entdeckung der Naturgesetze und revolutionierte von Galileo GALILEI (1564-1642) ausgehend zunächst die Physik. In der Folge entwickelte es sich aber rasch zu einem integralen Bestandteil aller Naturwissenschaften. Die heutige Wissenschaftstheorie betont seine Bedeutung sogar so stark, daß der Fortschritt in den Naturwissenschaften als „Vermehrung interessanter, erfolgreicher Experimente" bestimmt wird (WOLFF, 1990).

Zunächst waren die Versuche auf unbelebte Gegenstände beschränkt und erschienen somit sittlich neutral (JONAS, 1989). Rasch entdeckte man jedoch lebende Tiere als Forschungsgegenstand, und Experimente an ihnen entwickelten sich zu einem unverzichtbaren Mittel der biologischen und medizinischen Forschung. William HARVEY entdeckte beispielsweise bereits im Jahre 1628 unter der Hilfe blutiger Tierversuche den großen Blutkreislauf (SCHOTT, 1993). Eine gesellschaftliche oder gar gesetzliche Ächtung der „vivisektionistischen" Methoden gab es dabei zunächst nicht. Erst im ausgehenden 18. Jahrhundert formierten sich in England die ersten öffentlichen Proteste gegen den „Mißbrauch" von Tieren, die schließlich dazu führten, daß dort 1822 das weltweit erste Tierschutzgesetz erlassen wurde (LAUFS, 1986). Dieses sah zwar noch keine speziellen Regelungen für Tierversuche vor, aber auch hier spielte Großbritannien eine Vorreiterrolle - der „Cruelty to Animals Act" aus dem Jahr 1876 stellte die erste gesetzliche Grundlage zum Schutz von Versuchstieren dar (HACKBARTH et al., 1995). In Deutschland wurde das erste Tierschutzgesetz 1838 von Sachsen erlassen. Diese neuen Reglementierungen ließen die Frage nach den Argumenten zur Begründung der Bestrafung tierquälerischer Handlungen gegen Ende des letzten Jahrhunderts zum Gegenstand einer juristischen Diskussion werden, bei der erörtert wurde, ob eine Verletzung des menschlichen Sittlichkeitsgefühls oder ein Eingriff in tierische Rechte das Fundament der Gesetze darstelle (LAUFS, 1986). Bereits damals war jedoch klar, daß eine Lösung dieser Fragestellung nicht durch den Rückgriff auf das Rechtssystem selbst erfolgen kann, sondern einer philosophischen Bearbeitung bedarf.

Auch in der politischen Debatte spielt der Versuch am lebenden Tier als Methode der Forschung und Lehre nicht erst seit unseren Tagen eine wichtige Rolle. Reichstag und preußisches Abgeordnetenhaus setzten sich bereits 1882 bzw. 1883 intensiv mit Fragen wie der Vertretbarkeit von Tierversuchen im akademischen Lehrbetrieb auseinander, die sich bis heute inhaltlich nicht grundlegend geändert haben (LAUFS, 1986). Diese Entwicklungen führten in Deutschland zum Erlaß des „Reichstierschutzgesetzes" vom 21.11.1933, das retrospektiv als der eigentliche „Markstein" in der Geschichte des heutigen Tierschutzgesetzes angesehen wird (LORZ, 1992, S. 64 ff.). Es blieb auch nach dem Niedergang des Dritten Reiches als Bundesrecht in Kraft, bis der Bundestag am 21.6.1972 einstimmig die derzeit gültige, 1986 letztmalig geänderte Fassung des Tierschutzgesetzes (im folgenden als TSchG abgekürzt) verabschiedete.

Nach dem zweiten Weltkrieg intensivierte sich die Debatte um die Vertretbarkeit von Tierversuchen in den westlichen Industrieländern. Die Gründe hierfür sind zahlreich und erstrecken sich von einer wissenschaftskritischen Grundeinstellung der Bevölkerung (REITER, 1993) bis hin zu einer grundlegenden Änderung sozialer Strukturen, die dazu führten, daß Tiere oft als Ersatz für mangelnde zwischenmenschliche Bindungen fungieren. Die letztgenannte Begründung findet eine Stütze in der Analyse moderner Eßtabus: Neben Tieren, deren Anblick Ekel erregt - wie beispielsweise Insekten und Reptilien - sind in westlichen Industriestaaten auch Haustiere, die als „Schoßtiere" gehalten werden, tabuisiert, da sie als Stellvertreter für menschliche Sozialpartner fungieren (EDER, 1988, S. 141 ff.).

Häufig wird auch die These angeführt, die Greuel des Dritten Reiches hätten zu einer „moralischen Evolution" geführt, aus der nicht nur die Erkenntnis der allgemeingültigen und unverletzlichen Menschenrechte erwachsen sei, sondern auch das Wissen um die Notwendigkeit, Tiere in gleicher Weise zu schützen. Eine Darstellung der Theorie „moralischer Evolution" findet sich bei EDER (1988, S. 165 ff.).

Die gesellschaftlichen Auseinandersetzungen wurden kontinuierlich von philosophischen Debatten begleitet und griffen regelmäßig auf deren Ergebnisse zurück; das prominenteste Beispiel in unseren Tagen stellt die sogenannte „SINGER-Debatte" um die Positionen dieses australischen Moralphilosophen dar, auf die wegen ihrer Brisanz in einem späteren Kapitel noch näher eingegangen wird. An ihr zeigt sich beispielhaft, daß bei der heute aktuellen Diskussion um den Tierversuch die Mehrzahl der ethischen Argumente nicht direkt aus einer Analyse dieses Problemfeldes hervorgeht. Vielmehr werden sie zunehmend im Rahmen ökologischer und menschenrechtlicher Probleme - wie der Frage nach dem Status des Artenschutzes oder des Lebensrechts schwerstbehinderter menschlicher Föten und Kinder - entwickelt.

2.2 Die gesetzliche Pflicht zur ethischen Argumentation

Der bundesdeutsche Gesetzgeber hat auf die heftigen Diskussionen um die Zulässigkeit von Tierversuchen reagiert: Im deutschen Tierschutzgesetz werden Tiere nicht nur ausdrücklich als „Mitgeschöpfe" bezeichnet (§ 1 TSchG), sondern es wurde mit dem § 7 Abs. 3 für genehmigungspflichtige Tierversuche die Pflicht zur *wissenschaftlichen* Begründung der ethischen Vertretbarkeit des Versuchsvorhabens eingeführt.

Die Forderung des Gesetzgebers, diese Darlegung „ethisch-wissenschaftlich" vorzunehmen, hat seither nicht nur bei den Antragstellern, sondern auch bei den Mitgliedern der Kommissionen nach § 15 TSchG zu teilweise erheblichen Schwierigkeiten geführt, wobei immer häufiger harsche Kritik an der philosophischen Disziplin Ethik geübt wird, deren „Antworten für die angewandten Probleme der Naturwissenschaften oft sehr substanzarm" (GÄRTNER, 1995) seien. Inwiefern diese oft kritisierte Forderung des Gesetzgebers nach einer wissenschaftlich-ethischen Begründung hilfreich im Sinne eines praktizierten Tierschutzes ist, soll hier unerörtert bleiben. Tatsache ist, daß in naturwissenschaftlichen Kreisen zunehmend eine „anwendungsorientierte" Ethik für Tierversuche gefordert wird, was sich auch in einer steigenden Zahl an einschlägigen Publikationen zeigt (vgl. hierzu auch PORTER, 1992, MAND, 1995, BLUMER und WOLF, 1996).

2.3 Die soziale Pflicht zur ethischen Argumentation

Die gesetzlichen Vorgaben lassen die Frage nach dem Verhältnis von Ethik und Rechtswissenschaften aufkommen, ein Feld, in dem eine Vielzahl unterschiedlicher Theorien existieren (vgl. BRIESKORN, 1990, S. 69 ff.), deren ausführliche Diskussion hier nicht erfolgen kann. Ethik und Jura haben beide die Funktion, Normen, d.h. regulative Sätze für menschliches Verhalten, zu erstellen, die für die Existenz einer funktionierenden Sozialgemeinschaft unerläßlich sind. Ein besonderes Charakteristikum juristischer Normen ist dabei, daß sie sich vorrangig an der Zweckmäßigkeit orientieren und mit Sanktionen versehen sind, wohingegen ethische Normen Sollensregeln sind, die die freie Verantwortung ansprechen (MIETH, 1983). Sie werden für den Einzelnen erst dann verpflichtend, wenn er ihre Gültigkeit in einem persönlichen Entscheidungsakt anerkennt. Oftmals geht eine intensive gesellschaftliche Debatte den positiven juristischen Setzungen voraus, was in pluralistischen Demokratien selbstverständlich und erwünscht ist. Hierbei hat die interessierte politische Öffentlichkeit einen Anspruch darauf, die kognitiven Leistungen der Naturwissenschaften in kommunizierbarer Weise vermittelt zu bekommen, um diese beurteilen und werten zu können (VOSSENKUHL, 1992).

Ethik und Recht sind zwar deutlich unterscheidbare Bereiche, aber ihre engen sachlichen Beziehungen sind unstrittig, auch wenn die Annahme, daß die Normen des Rechtssystems *ausschließlich* dazu dienen, ein moralisches Minimum im Verhalten der Menschen einer Gemeinschaft sicherzustellen, überholt ist (PATZIG, 1971). Für den Wissenschaftler, der Tierversuche (oder gentechnische Experimente) durchführt und sich durch stetig wachsende gesetzliche Einschränkungen, die oftmals keinerlei direkte tierschutzrelevante Funktion erfüllen, sondern als Reaktion der gesetzgebenden Organe auf öffentlichen Druck verstanden werden können, in seiner Arbeit beeinträchtigt fühlt, ergibt sich somit die Notwendigkeit einer Auseinandersetzung mit ethischen Argumenten nicht nur aus verpflichtenden Vorgaben wie dem § 7 Abs. 3 des TSchG. Vielmehr ist sie unerläßlich zur Erlangung und Fundierung eines kritisch reflektierten Standpunktes zur eigenen Tätigkeit und dessen Rechtfertigung vor sich selbst und anderen Mitgliedern der Gesellschaft.

Eine nähere Betrachtung des Hochtechnologie- und Forschungsstandortes Deutschland, der im internationalen Vergleich nicht zuletzt aufgrund der hier besonders restriktiven gesetzlichen Vorgaben zunehmend an Bedeutung zu verlieren droht, zeigt, daß eine Sicherung von Arbeitsplätzen und wissenschaftlichen Einrichtungen dringend erforderlich ist. Während sich beispielsweise in den USA heute bereits rund 500 und in Japan 300 Produktionsanlagen für gentechnische Produkte befinden, kann Deutschland nur rund 20 aufweisen (MILLER, 1996). Die Rolle der Wissenschaftler darf in diesem Prozeß - nicht nur in ihrem eigenen, sondern auch in einem gesamtgesellschaftlichen Interesse - nicht darauf beschränkt sein, Fachinformationen zu liefern und deren Wertung anderen Kreisen zu überlassen. Es besteht durchaus auch eine positive Pflicht, in einem rationalen ethischen Diskurs über die Legitimität und Legalität ihrer Methoden, Mittel und Ziele mitwirken zu können; Probleme wie die Abwanderung von Wissenschaftlern, Arbeitsplätzen und Finanzmitteln in das Ausland liegen nicht „außerhalb" der Ethik, sondern sind durchaus Kriterien von sittlicher Relevanz.

Ein derartiger Diskurs wird wissenschaftsintern intensiver geführt, als dies die Öffentlichkeit zur Kenntnis nimmt. Er schlägt sich hier vor allem in dem nieder, was als „Berufsethos" zum Allgemeingut der Tierärzte, Ärzte und anderer Wissenschaftlergruppierungen wird. Die Bedeutung der durch diesen Dialog gewonnenen und ausformulierten Normen, die auch an den Bildungsstätten vermittelt werden, soll keinesfalls in Frage gestellt werden. Oft zeigt sich, daß Naturwissenschaftler bei der Lösung konkreter Probleme schneller und erfolgreicher als die Vertreter der akademischen Ethik sind, die hierdurch gelegentlich in den Verruf kamen, den Alltag mit seinen konkreten Fragestellungen zu vergessen (FEHIGE und MEGGLE, 1991) oder „Fernethik" zu betreiben (GÄRTNER, 1995). Geht es allerdings um die kritisch-reflektierende Untersuchung und Begründung eines Berufsethos, so zeigt sich die Unverzichtbarkeit der philosophischen Disziplin Ethik, die über das nötige Instrumentarium zur Bearbeitung von Fragen verfügt, die zwar aus der naturwissenschaftlichen und medizinischen Forschung entspringen, aber deren facheigener Methodik nicht zugänglich sind.

In diesem Sinn besteht der Hauptansatz der folgenden Auseinandersetzung über die Zulässigkeit von Tierversuchen und gentechnischen Verfahren an Tieren nicht nur darin, ein möglichst kohärentes Normensystem für diese Bereiche zu entwerfen, das in weiten Teilen dem entspricht, was „jeder vernünftige Tierarzt" in gleicher Weise formulieren würde. Vielmehr wird in einem vorangestellten metaethischen Schritt der Versuch unternommen, ein derartiges Normensystem inhaltlich und formal zu begründen und somit auf eine solide Basis zu stellen. Angestrebt wird im Ergebnis eine „anwendungsorientierte" Ethik (BLUMER und WOLF, 1996), die unter der Bezeichnung „Phänomenologie der Achtung" Normen entwickelt, die dem „Ethos" des verantwortungsbewußten Tierarztes und Wissenschaftlers nahestehen. Allerdings wird dieses Berufsethos hierbei auf die geforderte und erwünschte rationale, philosophisch-wissenschaftliche Grundlage gestellt.

2.4 Terminologische Vorklärungen

2.4.1 Ethik, Moral

Ethik ist als Wissenschaft seit ARISTOTELES eine eigenständige Teildisziplin der Philosophie. Er bestimmte sie in seiner „Nikomachischen Ethik" in Abgrenzung von den rein theoretischen Bereichen der Philosophie als eine Disziplin mit praktischer Relevanz und Auswirkungen auf das tägliche Leben (ARISTOTELES, 1983, S. 36):

> „Der Teil der Philosophie, mit dem wir es hier zu tun haben, ist nicht wie die anderen rein theoretisch - wir philo-

sophieren nicht, um zu erfahren, was ethische Werthaftigkeit sei, sondern um wertvolle Menschen zu werden".

Ethik ist als Reflexionswissenschaft konstituiert und untersucht den Bereich der Moral, d.h. beide Begriffe bedürfen einer terminologischen Differenzierung, denn alltagssprachlich werden sie in der Regel als Synonyme verwendet, was vermeidbare Verwirrungen stiften kann. Unter „Moral" werden all diejenigen Verhaltensnormen einer menschlichen Gemeinschaft, die den geltenden Sitten entsprechen und allgemein anerkannt sind, verstanden. Ethik ist die Wissenschaft von der Moral, die zum einen die Gesamtheit der Normen beschreibt (*deskriptive* Ethik), begründet und konkret ausformuliert (*normative* Ethik). Zum anderen stellt sie darüber hinaus im Bereich der sogenannten *„Metaethik"* Reflexionen über sich selbst und die Möglichkeit der Normenbegründung an.

Die ethische Grundfrage ist die nach dem sittlich Guten und Richtigen. Sie beschäftigt sich mit zwei aufeinander bezogenen, aber dennoch kategorial zu differenzierenden Bereichen (SUN, 1994, S. 5). Der eine ist auf die handelnde Person bezogen, der andere auf die Handlung selbst, bzw. auf die Unterlassung einer Handlung. Ziel der folgenden ethischen Evaluierung von Tierversuchen ist es, praktikable Normen für diesen Bereich zu begründen und zu erarbeiten, wobei die Frage nach der sittlichen Qualifikation der handelnden Personen nicht näher thematisiert wird.

2.4.2 Der Handlungsbegriff

2.4.2.1 Die Differenzierung sittlich gut/schlecht versus sittlich richtig/falsch

Bei der sittlichen Bewertung werden vier verschiedene wertende Prädikate unterschieden, von denen zwei auf die Person und zwei auf die Handlung bezogen sind (SUN, 1994, S. 10 ff.).

Das Begriffspaar „gut/schlecht" zielt auf die Beurteilung der Absichten des Handelnden, während die Bewertungen „richtig/falsch" der Handlung als solcher vorbehalten bleiben. Hieraus ergibt sich, daß ein und dasselbe Geschehnis - je nach Perspektive der sittlichen Beurteilung - unterschiedlich bewertet werden kann. Beurteilt man beispielsweise einen Tierversuch zur Histokompatibilität neuer, langlebigerer Herzklappen an Ratten primär von den Motiven eines egoistischen, karriereorientierten Forschers her, so kann es sein, daß dieser Mensch sittlich *schlecht* handelt. Der Versuch an sich - abstrahiert von den persönlichen Interessen des Wissenschaftlers - kann hingegen durchaus sittlich *richtig* sein - wenn es sich beispielsweise um Herzklappen handelt, die die Lebensqualität menschlicher Patienten deutlich erhöhen und deren Zuverlässigkeit und Sicherheit nur am lebenden Tier getestet werden kann.

In der öffentlichen Diskussion spielt diese Differenzierung eine tragende Rolle, denn oftmals werden beide Bereiche verwechselt - mit dem Ergebnis, daß die Bewertung der vermeintlich entdeckten persönlichen Motive von Wissenschaftlern (deren ethische Relevanz keineswegs vernachlässigt werden darf, aber keiner externen Kontrolle zugänglich ist) über die der Versuche gestellt wird.

2.4.2.2 Elemente der sittlichen Handlung und Handlungsbeschreibung

Wie sich noch an diversen Stellen der Studie zeigen wird, ist die genaue Klärung des Handlungsbegriffes eine notwendige Bedingung, um überhaupt in den ethischen Diskurs eintreten zu können. Ohne sie ist es unmöglich, die entsprechenden Normen, die als Handlungsanweisungen zu verstehen sind, auszuformulieren (SUN, 1994, S. 12).

Der alltagssprachliche Gebrauch von „Handeln" stammt aus dem Mittelhochdeutschen, in dem der Begriff für „mit den Händen fassen; berühren; [be]arbeiten; verrichten" (DROSDOWSKI, 1989) stand. Vor der Verwendung im ethischen Argumentationsgang bedarf er einiger Konkretisierungen, die im folgenden anhand geeigneter Beispiele veranschaulicht werden. Hierbei ist jedoch immer zu berücksichtigen, daß jede begriffliche Handlungsbeschreibung eine Abstraktion darstellt, „die zwar etwas von der konkreten Wirklichkeit aussagt, diese aber nicht - und zwar wohl nie - vollkommen abdecken kann" (SUN, 1994, S. 12).

Bevor die Handlungsbeschreibung dargestellt wird, ist zu klären, welche Kriterien eine menschliche Tätigkeit erfüllen muß, um sich überhaupt als „Handlung" qualifizieren zu können.

2.4.2.2.1 Die sittliche Handlung als spezifisch menschliche Aktivität

Handeln im weitesten, mechanischen Sinne kann als das Hervorbringen bestimmter Wirkungen verstanden werden, wobei dies *bewußt* zu erfolgen hat. Wird beispielsweise eine Katze im Bett durch ihren schlafenden Besitzer erdrückt, so wurden die motorischen Aktivitäten, die den Tod des Tieres bedingten, *unwillkürlich*, d.h. unbewußt und ungezielt ausgeführt - es liegt keine Handlung im sittlichen Sinne vor.

Das Element der *bewußten* Hervorbringung bestimmter Wirkungen ist zwar eine notwendige, aber nicht hinreichende Bedingung zur Handlungsbeschreibung. Ein weiteres wichtiges Moment ist das der *Entscheidung*. Es besagt, daß die Möglichkeit vorliegen muß, sich *frei* für *eine von mehreren Handlungsalternativen* zu entscheiden. Das „unabsichtliche" Überfahren eines Hundes, dessen plötzliches Hervorlaufen zwischen zwei parkenden Autos auf die Straße kein Bremsen zuließ, ist somit anders zu beschreiben als ein „absichtliches" Überfahren, bei dem sich der Fahrer dafür entscheidet, lieber das Tier zu töten, als einen Auffahrunfall mit einem nachfolgenden Fahrzeug zu provozieren. Im ersten Fall handelt es sich um ein Ereignis, für dessen Geschehen die fahrende Person nicht zur Rechenschaft gezogen werden kann. Der zweite Fall ist jedoch aufgrund der Möglichkeit, frei zwischen zwei Alternativen zu wählen, einer sittlichen Bewertung zugänglich.

Daß die Entscheidung *frei* vollzogen werden muß, ergibt sich daraus, daß es in einigen Fällen ohne die Einwirkung Dritter nicht zum Handlungsvollzug käme. Ein derartiger Extremfall setzt allerdings voraus, daß die im mechanischen Sinne handelnde Person derart unter Druck gesetzt wird, daß jegliche freie Willensentscheidung entweder psychologisch unzumutbar ist oder ganz aufgehoben wird - zum Beispiel durch eine „Pistole am Kopf" oder hypnotische bzw. medikamentelle Beeinflussung der Urteilskraft.

Konkretisiert man die sittlich relevante Handlung in der Zusammenfassung als eine bewußt vollzogene, in einem freien Akt als eine von mehreren möglichen Alternativen gewählte Tätigkeit mit (noch näher zu bestimmenden) Folgen, so wird ersichtlich, warum man annimmt, daß es sich hierbei um einen spezifisch menschlichen Akt handelt, der zudem nur von erwachsenen (d.h. verantwortungsfähigen), normal entwickelten und gesunden Personen vollzogen werden kann. Die Möglichkeit, frei zu wählen, gesteht man nach allgemeiner Auffassung Kleinkindern, senilen Personen oder auch Betrunkenen nicht zu, d.h. man geht davon aus, daß es Situationen oder Konstitutionen gibt, in denen die Rationalität des Menschen nicht ausreicht, Alternativen ausreichend gegeneinander abwägen zu können, eine Annahme, die bereits ARISTOTELES bei seiner Analyse der Handlung berücksichtigte (DERBOLAV, 1974). Die Frage, ab welchem Alter von „erwachsenen Personen" gesprochen werden kann, wird nicht nur in der Psychologie, sondern auch in den Rechtswissenschaften kontrovers diskutiert. Neben individuellen Faktoren (wie kognitiven Fähigkeiten und Intelligenz) spielen in diesem Bereich familiäre und gesellschaftliche Komponenten (z.B. Vorbildfunktion der Eltern) eine große Rolle (PIAGET, 1993), so daß eine allgemeingültige Antwort auf die Frage, ab wann ein Mensch für seine Handlungen voll verantwortungsfähig ist, kaum geliefert werden kann. Diese Schwierigkeiten versucht der bundesdeutsche Gesetzgeber dadurch abzumildern, daß er Kinder bis zum Alter von 14 Jahren für nicht straffähig hält (§ 19 des Strafgesetzbuches), eine eingeschränkte Strafmündigkeit für Kinder von 14 bis 18 Jahren fordert (§ 3 Jugendgerichtsgesetz) und sogar volljährige Personen bis zum Alter von 21 Jahren noch in das Jugendstrafrecht integriert (§ 105 Jugendgerichtsgesetz).

Obwohl es aus erkenntnistheoretischen Gründen nicht mit Sicherheit ausgeschlossen werden kann, daß Tiere *freie* Entscheidungen treffen, erscheint dies zumindest höchst unwahrscheinlich und berechtigt zu der pragmatischen These, daß „Handlungen" im obigen Sinn spezifisch menschliche Akte darstellen.

Bei der Entwicklung von Normen ist zu beachten, daß die Art und Weise, wie die Handlung beschrieben wird, von essentieller Bedeutung ist. Zunächst gilt, daß abstrakt vorgegangen wird, d.h. es geht um „Handlungstypen" (RICKEN, 1989, S. 68), in denen individuelle Merkmale des Handelnden und der Betroffenen keine Rolle spielen. Für den Bereich der Tierversuche folgt daraus, daß den direkt handelnden Personen - wie beispielsweise dem Versuchsleiter - bei der Frage nach der Legitimität der Handlung am

Tier keine *primär entscheidende* Bedeutung zukommt. Spezielle Eigenschaften dieser Personen - wie fachliche Qualifikation oder Verantwortungsbewußtsein - sind somit zwar keineswegs sittlich irrelevant, gehen aber nicht in die Handlungsbeschreibung ein und werden auf einer nachgeordneten Ebene bewertet.

Ein vertretbarer Versuch wird unter der Prämisse einer korrekten Durchführung nicht durch einen unmoralischen Ausführenden „schlecht", aber umgekehrt rechtfertigt auch die höchste Integrität und ehrenwerteste Motivation des Wissenschaftlers keinen Versuch, der den ethischen Kriterien nicht entspricht.

Abschließend sei noch auf einen besonders wichtigen Punkt hingewiesen, der häufig zu vermeidbaren Konflikten führt. Bei jeder Handlungsbeschreibung ist darauf zu achten, daß keinerlei implizit wertende Begriffe verwendet werden. Besonders häufig wird dies im Bereich der Bio- und Gentechnologie mißachtet. So findet sich beispielsweise bei IDEL (1991, S. 9) eine populäre Einteilung in „alte, *sanfte*" Biotechnologien, zu denen Verfahren wie die Nutzung der Hefe zum Backen und Brauen oder Kompostieren gerechnet werden. Diesen nicht kritisierten Verfahren werden „neue, *harte*" Technologien gegenübergestellt, zu denen an erster Stelle die Gentechnologie gehört. Allerdings greifen derartige Formulierungen wie auch die Beschreibung eines Gentransfers mit folgenden Worten (IDEL, 1991, S. 81):

> „Bei der gentechnischen Manipulation werden sie [die Gene] aus ihrem Zusammenhang [dem Gesamtgenom] herausgerissen"

jeder sittlichen Bewertung vor, da der Begriff „herausgerissen" eine gewalttätige, zerstörerische Konnotation besitzt und wie das Wort „hart" quasi automatisch zu einer negativen Einschätzung der Handlung führt.

Analoges gilt für die Verwendung vermeintlich deskriptiver, aber faktisch normativer Termini wie „Quälerei", „Mord" etc., die das Element der sittlichen Unzulässigkeit bereits in sich tragen.

2.4.2.2.2 Die Unterlassung als Sonderfall der sittlichen Handlung

Aus den bislang angeführten Bestimmungen ergibt sich, daß auch die freie und bewußte Entscheidung, etwas nicht zu tun, eine Handlung darstellt, die einer sittlichen Bewertung unterliegt. Die Unterlassung ist durch mehrere Bedingungen charakterisiert (GREEN, 1980). Die Person, die die Handlung X unterläßt, muß zunächst dazu *befähigt* sein, X auszuführen. Des weiteren muß sie *wissen,* daß sie X tun kann und die *Möglichkeit* besitzen, X zu tun, bevor sie sich *bewußt dagegen* entscheidet, X zu tun. Die Unterlassung steht nicht „außerhalb" der Ethik, denn auch wenn sie keine „Handlung" im alltagssprachlichen Verständnis darstellt, müssen ihre Folgen verantwortet werden können. Diese Forderung wird jedoch gerade bei der Diskussion um die Zulässigkeit von Tierversuchen und modernen Technologien oft übersehen.

2.4.2.2.3 Folgen sittlicher Handlungen

Eine tragende Rolle bei der Beschreibung und Beurteilung sittlicher Handlungen nehmen deren Folgen ein. Hierbei gilt es beispielsweise zu klären, inwieweit Handlungsfolgen in die Beschreibung der Handlung einbezogen werden müssen (ist beispielsweise das Töten eines Versuchstiers nach Ablauf des Experiments noch Teil des Tierversuches selbst), aber auch, inwieweit die handelnden Personen im sittlichen Sinne für die Folgen ihrer Tätigkeiten verantwortlich sind.

Betrachtet man die möglichen Folgen einer menschlichen Tätigkeit, so zeigt sich, daß zunächst zwei grobe Untergruppen differenziert werden müssen: vorhersehbare und unvorhersehbare Handlungsfolgen. Zur Kategorie der vorhersehbaren Handlungsfolgen zählt beispielsweise das meist sichere Wissen, daß bei der Mehrzahl biomedizinischer Tierversuche eine Beeinträchtigung tierischen Wohlbefindens erfolgen wird (und sei es nur durch die spezifischen Haltungsbedingungen). Eine nähere Analyse führt zu folgender Übersicht:

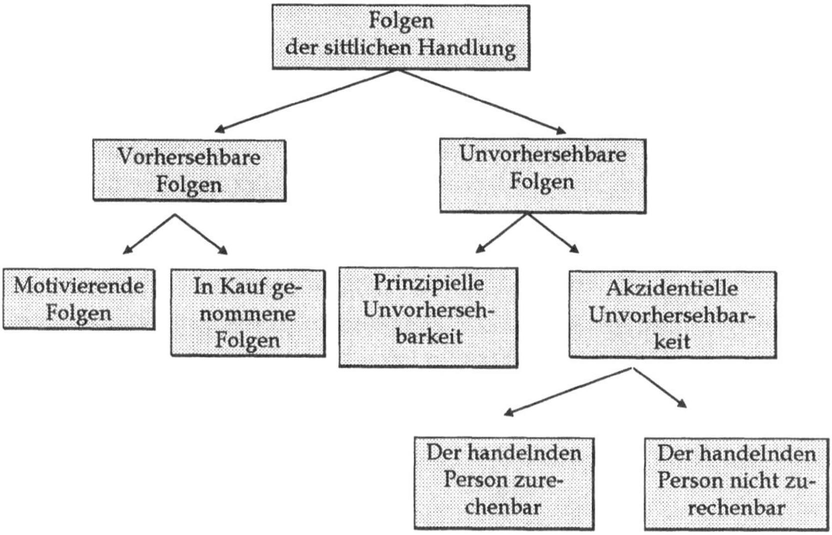

Abbildung 1: Folgen der sittlichen Handlung

Bei vorhersehbaren Handlungsfolgen werden motivierende von lediglich in Kauf genommenen unterschieden. Wird beispielsweise ein neues Operationsverfahren an narkotisierten Schweinen erprobt, so ist *motivierende* Handlungsfolge die Lösung der Frage, ob die Methodik zu dem erwünschten Ergebnis führt. Die Schmerzen und der Tod des Tieres zur pathologischen Untersuchung sind nur in Kauf genommen, die Handlung wurde nicht um dieser Folgen willen vollzogen. Bei der Prüfung von Normen, die die sittliche Richtigkeit von Tierversuchen betreffen, sind vorhersehbare Handlungsfolgen, die die Person des durchführenden Wissenschaftlers betreffen, in der Handlungsbeschreibung zu vermeiden. Eine Ausnahme liegt dann vor, wenn beispielsweise bei der Erlernung spezieller medizintechnischer Verfahren (neue Operationsmethoden etc.) der Erfolg des Versuches an die Person des Durchführenden gekoppelt ist, d.h. die motivierende Handlungsfolge nicht vom Handlungsdurchführenden getrennt werden kann.

Schwieriger zu analysieren ist die Kategorie der unvorhersehbaren Folgen, die (sofern sie das Tier betreffen) bei der Mehrzahl der

Tierversuche - vor allem im Bereich der Grundlagenforschung - im Vordergrund stehen.

Eine prinzipielle Unvorhersehbarkeit ist immer dann anzunehmen, wenn anhand des gesamten verfügbaren Wissensstandes nicht beurteilt werden kann, welche Konsequenzen ein bestimmter Eingriff für das verwendete Tier hat. Dies ist beispielsweise der Fall, wenn ein neuer pharmakologischer Wirkstoff das erste Mal am lebenden Gesamtorganismus getestet wird, oder aber wenn ein neues Genkonstrukt erstmals transferiert wird.

Bei akzidenteller Unvorhersehbarkeit der Folgen muß differenziert werden, ob diese der handelnden Person zugerechnet werden kann oder nicht. Ersteres wäre beispielsweise der Fall, wenn durch die Forschergruppe A bei der Planung eines Versuchsvorhabens keine ausreichenden Literaturrecherchen vorgenommen wurden, die gezeigt hätten, daß ein identisches Projekt bereits von Forschergruppe B publiziert wurde. Wenn hingegen die Publikation von Team B zu dem Zeitpunkt der Versuchsplanung und -durchführung von Team A noch nicht gedruckt vorlag, so wären die Folgen für die Versuchstiere von Gruppe A zwar *prinzipiell* vorhersehbar gewesen, die *tatsächliche* Unvorhersehbarkeit kann aber den Wissenschaftlern nicht zugerechnet werden.

2.4.3 Definition „Tierversuch"

Ausgehend von diesen Vorbemerkungen kann nun eine handlungstheoretische Definition des Tierversuches vorgenommen werden, die einen Beschreibungsvorschlag von ZACHERL (1988) aufgreift und erweitert.

Zunächst handelt es sich rein deskriptiv um eine spezielle Untergruppe der menschlichen Handlungen, deren Handlungsobjekt ein tierisches Individuum ist, wobei *alle* Tiere und nicht nur spezielle Gruppen (wie Säugetiere, Wirbeltiere, etc.) gemeint sind.

Motivierendes Ziel dieser Handlungen ist zum einen die Lösung wissenschaftlicher Fragen, wobei die Lösung dieser Fragestellungen nicht direkt im Eigeninteresse des Handlungsobjektes liegt, und die Durchführung des Versuches die Beantwortung nicht sichert. Zum anderen kann der Erwerb oder die Verbesserung technischer (z.B. die Entwicklung neuer Instrumente) oder individueller menschlicher Fähigkeiten (z.B. die Aneignung chirurgischer Fähigkeiten) motivierendes Handlungsziel sein.

Des weiteren müssen alle Handlungen, die im folgenden als Tierversuche bezeichnet werden, den durch die Scientific community festgelegten methodischen Kriterien der Naturwissenschaften genügen.

Definiert man den wissenschaftlichen Tierversuch (d.h. den Tierversuch, der nicht zur Ausbildung durchgeführt wird) von den Handlungsfolgen her, so ergibt sich eine komplexe Formulierung:

> Die prinzipielle Unvorhersehbarkeit der das Versuchstier betreffenden Handlungsfolgen ist vorhergesehen und motivierend, d.h. ausschlaggebend für die Versuchsdurchführung.

Der Grund liegt auf der Hand: Wüßte man vor der Versuchsdurchführung alle Folgen, die der Eingriff für das Tier hat, so wäre das Experiment überflüssig, d.h. die eigentlich motivierende Handlungsfolge ist die Umwandlung der *unvorhersehbaren* in *vorhersehbare* Folgen. Die Schädigung des Tieres ist dabei in Kauf genommen und mehr (z.B. chirurgische Eingriffe), weniger (z.B. toxikologische Testung einer neuen Kombination bekannter Wirkstoffe) oder gar nicht (z.B. Transfer eines neuen Genkonstrukts) vorhersehbar.

Diese Handlungsbeschreibung impliziert nicht notwendig, daß dem durch die Handlung betroffenen Tier Schmerzen, Leiden oder Schäden zugefügt werden, sie ist also wie auch bei LÖW (1996) zunächst sehr weit gefaßt und weicht bewußt von der Definition des Tierversuch in § 7 TSchG und der Version des Gesetzeskommentars von LORZ (1992, S. 197) ab, die wie folgt lautet:

> „Tierversuche im umfassenden Wortsinne sind sprachlich und von ihrem Wesen her alle Experimente, die mit Tieren... vorgenommen werden."

Diese Handlungsbeschreibung erscheint zu vage und erhält zudem durch die Verwendung des Begriffes „Experiment" eine tautologische Komponente.

Abzugrenzen ist die hier entwickelte Definition auch von rein tierschutzorientierten Bestimmungsansätzen, die unter dem Aspekt, daß Versuchstiere speziell für die Durchführung von Experimenten gezüchtet und gehalten werden, die „ganze Lebensspanne eines Individuums, von dessen Geburt bis zu dessen Tod" (STAUFFACHER, 1996) als einen Tierversuch einstufen.

2.4.4 Charakterisierung der Handlungen in Bezug auf transgene Tiere

Eine Auflistung der verschiedenen Verwendungsgebiete transgener Tiere in der Forschung (vgl. BREM, 1993) zeigt, daß in diesem Bereich eine differenzierte Betrachtung erforderlich ist. In eine erste Kategorie fallen dabei „Erstmanipulationen", d.h. diejenigen Versuche der Grundlagenforschung, bei denen ein Genkonstrukt, dessen Auswirkungen auf einen Gesamtorganismus nicht bekannt sind, erstmalig in tierische Embryonen transferiert wird. Eine zweite Kategorie betrifft Versuche, bei denen an „definierten Tiermodellen", d.h. an transgenen Linien, bei denen die Auswirkungen des Transgens auf den Organismus bereits beschrieben sind, Versuche durchgeführt werden. Ein Beispiel ist die Verwendung transgener Mäuse zum Studium menschlicher Erbkrankheiten mit dem Ziel der Entwicklung neuer Therapieformen. Die dritte Gruppe umfaßt schließlich alle Zuchtvorhaben, bei denen transgene Tiere nicht mehr direkten Versuchen unterzogen werden, sondern wie konventionelle landwirtschaftliche Nutztiere gehalten werden. Hierunter fallen neben krankheitsresistenten Tieren auch solche, die zum Zwecke des Gene Farming (zur Bedeutung des Gene Farming, bei dem in den Milchdrüsen transgener Tiere biologisch und medizinisch wertvolle Proteine billig und umweltfreundlich synthetisiert werden sollen, vergleiche MÜLLER A., 1995b) gehalten werden, da der Verwendungszweck der Produkte tierischer Herkunft für die Einordnung in eine der drei Kategorien zunächst irrelevant ist.

Daß es sich bei den ersten beiden Kategorien in jedem Fall um Tierversuche handelt, dürfte unstrittig sein. Der Hauptunterschied ist aber darin zu sehen, daß Versuche der zweiten Gruppe zwar auf transgene Tiere angewiesen sind, der eigentliche Versuch hingegen nicht mehr auf einen Gentransfer abzielt. Inwieweit Vorhaben der letztgenannten Gruppe noch als Tierversuche zu gelten haben, ist für die hier vorliegende Arbeit zunächst irrelevant, da sie - im Unterschied zur konventionellen Tierzucht - unabdingbar auf Tierversuche angewiesen sind. Zwar können sich - wie auch bei der konventionellen Tierzucht - durchaus Probleme bei der sittlichen Zulässigkeit ergeben, die jedoch nicht mehr Thema der hier vorliegenden Arbeit sind - spezielle Fragen dieses Themenkomplexes für transgene Nutztiere werden bei Albrecht MÜLLER (1995b) erörtert, bezüglich der allgemeinen Tierzuchtproblematik kann auf die Ausführungen von BLUMER und WOLF (1997) verwiesen werden. Aus dem bisher Dargelegten folgt, daß die Kategorie der „Erstmanipulationen" einer weiteren Unterteilung bedarf, so daß sich folgende Übersichtsordnung ergibt:

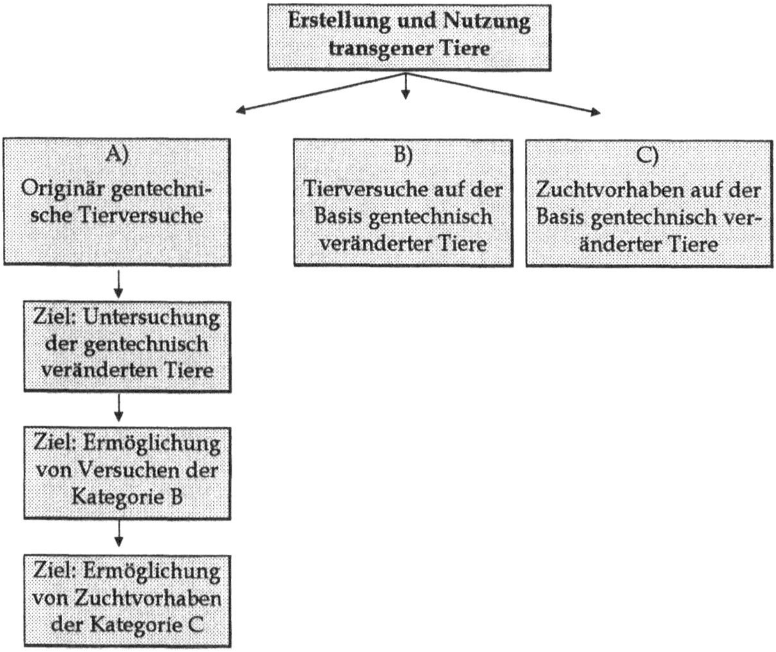

Abbildung 2: Handlungstheoretische Klassifizierung der Versuche an und mit transgenen Tieren

Aus dieser Einteilung wird ersichtlich, daß die Versuche der einzelnen Kategorien offensichtlich anhand verschiedener Kriterien zu beschreiben sind.

Eine prinzipielle Unvorhersehbarkeit der das Einzeltier betreffenden Folgen eines Gentransfers ist nur in der ersten Kategorie zu erwarten. Zwar stellt bei Versuchen der zweiten Kategorie - wie bei der Mehrzahl der biomedizinischen Tierversuche - die prinzipielle Unvorhersehbarkeit der das Tier betreffenden Handlungsfolgen fast immer ein konstitutives Element der Handlungsbeschreibung dar, diese beruht aber nicht auf dem eigentlichen Gentransfer, sondern auf sekundären Versuchen.

In der dritten Kategorie hingegen sind die Handlungsfolgen in Bezug auf die veränderten Tiere aufgrund der Ergebnisse von Vorversuchen bereits bekannt. Prinzipiell unvorhersehbare Folgen betreffen dann beispielsweise Umweltbeeinflussungen (hierunter fallen z.B. Freilandversuche) oder sozialethische Erwägungen (ökonomische Wirkungen, Dritte-Welt-Probleme etc.). Derartige Konsequenzen sind zwar durchaus ethisch relevant, werden in dieser Arbeit allerdings nicht näher untersucht.

2.4.5 Der Begriff „Verantwortung"

Ein zentraler Begriff innerhalb jeder normativen Ethik ist der der „Verantwortung", der für die inhaltliche Gliederung der weiteren Untersuchung besonders geeignet ist. Notwendige Bedingung für die ethische Vertretbarkeit einer Handlung ist, daß *jemand* sich *für* etwas *vor* einer Instanz *nach* bestimmten Kriterien oder Normen verantworten kann (MÜLLER C., 1992). „Verantwortung" ist also ein vierstelliger Begriff. Um diesen zunächst rein formalen Terminus näher zu bestimmen, muß geklärt werden, welchen Referenzbereich diese vier Kategorien besitzen. Im Tierversuchsbereich ist das verantwortungspflichtige Subjekt zunächst der Versuchsleiter - womit nicht ausgeschlossen ist, daß eine Vielzahl weiterer Personen und Institutionen indirekt an der Gesamtverantwortung beteiligt sind. Die zweite Kategorie betrifft den Bereich, für den Verantwortung zu übernehmen ist, was die zentrale Frage der Tierversuchsproblematik darstellt: Fallen Handlungen in Bezug auf Tiere überhaupt um der Tiere selbst willen in den

Geltungsbereich sittlicher Normen? Anders formuliert: Ist es sittlich falsch, einem Tier „ohne vernünftigen Grund Schmerzen, Leiden oder Schäden" zuzufügen, weil § 1 des Tierschutzgesetzes derartige Handlungen verbietet und der Verstoß gegen das Gesetz als einer konkreten gesellschaftlichen Institution zu verurteilen ist? Oder ist diese Handlung *um des Tieres willen* unzulässig, weil die Existenz des einzelnen Tieres einen verpflichtenden Wert darstellt? Für den Tierarzt dürfte die Frage aufgrund seines berufsethischen Selbstverständnisses, durch das er an erster Stelle zur Verhütung von Leiden und Krankheiten von Tieren berufen ist (BUNDES-TIERÄRZTEORDNUNG, § 1), zugunsten der zweiten Alternative beantwortet werden. Im Laufe der geistesgeschichtlichen Entwicklung wurde diese Problematik allerdings lange überhaupt nicht erörtert; es herrschte in der westlichen Tradition eine relativ unreflektierte Einigkeit darüber, daß Handlungen in Bezug auf Tiere nicht einer direkten Rechtfertigungspflicht unterliegen. Erst ab dem letzten Jahrhundert kristallisierten sich Widerstände gegen diese Auffassung heraus, die langsam in systematischen Gegenpositionen ausformuliert wurden. Im folgenden werden die Hauptargumentationslinien der verschiedenen Richtungen kurz dargelegt und kritisiert, wobei einige Ansätze, die besonders nachhaltig diskutiert wurden, ausführlicher dargestellt werden.

Die dritte Kategorie des Begriffs „Verantwortung" betrifft die *Instanz*, vor der die Rechtfertigung erfolgt. Auf sie wird hier nicht näher eingegangen - im unmittelbaren Zusammenhang mit dem Tierversuch fungiert als solche zunächst die Genehmigungsbehörde, die allerdings als juristisch legitimierte Autorität einer menschlichen Gesellschaft nicht als „Letztinstanz" angesehen werden kann. Nicht unterschätzt werden dürfen die psychologisch bedeutenden Instanzen der eigenen Familie und des Freundeskreises, darüber hinaus spielt auch die interessierte Öffentlichkeit und nicht zuletzt das Gewissen des einzelnen Forschers eine tragende Rolle.

Die Normen und Kriterien, die der Rechtfertigung zugrunde zu legen sind, werden nach der Klärung, ob Tiere in den Bereich menschlicher Verantwortung fallen, einer ausführlichen Diskussion unterzogen (vgl. Kapitel 5).

3 Der moralische Status von Tieren

3.1 Begriffsklärungen

Vor der Diskussion um den Geltungsbereich der moralischen Normen sollen eingangs die wichtigsten verwendeten Begriffe vorgestellt werden. Zunächst dreht sich alles um die Frage, wem gegenüber man sich moralisch zu verhalten hat.

Im Anschluß an KOHLMANN (1995) haben alle Wesen, deren Da-Sein und So-Sein verpflichtend zu respektieren ist, einen sogenannten „moralischen Status". Die Gesamtheit dieser Wesen wird dann als „moralische Gemeinschaft" bezeichnet. Es wurde bereits festgestellt, daß es sich bei den sittlich relevanten Handlungen um spezifisch menschliche Akte handelt. Eine vergleichbare Distinktion liegt der von WARNOCK geprägten Unterscheidung von *„moral agent"* und *„moral patient"* zugrunde (RICKEN, 1987). Moral patients sind alle Wesen, die der Handelnde um derer selbst willen in seinen moralischen Überlegungen zu berücksichtigen hat, d.h. alle Wesen, bezüglich derer er zu fragen verpflichtet ist, ob sie eventuell von seinen Handlungen betroffen sind. Der Ausdruck ist mehr oder weniger gleichbedeutend mit Formulierungen wie „Wesen mit moralischem Status" oder „Angehöriger der moralischen Gemeinschaft" und wird von RICKEN (1987) mit „Objekt der Sittlichkeit" übersetzt. Der Terminus „moral agent" hat einen engeren Anwendungsbereich. Wie aus seiner deutschen Übersetzung „Subjekt der Moral" (RICKEN, 1987) ersichtlich wird, referiert er nur auf diejenigen Wesen, die durch sittliche Forderungen in ihrem Verhalten angesprochen werden, die also sittlich handeln können. Da die sittliche Handlung als ein spezifisch menschlicher Akt definiert wurde, können Subjekte der Moral somit ausschließlich Menschen sein, wobei nicht alle Menschen dieser Kategorie zuzuordnen sind.

Wie bereits angeführt wurde, gibt es Menschen, die aktuell nicht über die volle Rationalität einer normal entwickelten, verantwortungsfähigen Person verfügen, wie beispielsweise Föten, schwer geistig Behinderte, senile Menschen oder Patienten im Koma. Ein häufig verwendeter Begriff für diese Mitglieder der menschlichen

Gesellschaft, die sich nicht an ethischen Normen orientieren können und auch keine Handlungen im sittlichen Sinne vollziehen, ist *„human marginal cases"* (KREBS, 1993). Wenn er im folgenden verwendet wird, so ist darin keineswegs eine Diskreditierung einzelner Gruppen wie der der geistig Behinderten zu sehen, vielmehr sollen durch ihn umständliche Formulierungen wie „Menschen mit aktuell nicht voll ausgebildeter Rationalität" vermieden werden.

Nach diesen terminologischen Klärungen kann man die Frage nach dem Umfang des Bereiches, für den der Mensch, der sittlich richtig handeln will, Verantwortung übernehmen muß, umformulieren in die Frage, welchen Wesen ein moralischer Status zukommt, oder welche Wesen als Objekte der Moral anzusehen sind. Zunächst soll die Position der traditionellen westlichen Philosophie zu diesem Gebiet vorgestellt werden, die als „klassischer Anthropozentrismus" bezeichnet wird.

3.2 Klassischer Anthropozentrismus

Der Begriff „anthropozentrisch" (der aus den griechischen Wörtern für „Mensch" und „Mittelpunkt" zusammengesetzt ist) wird seit der Mitte des letzten Jahrhunderts systematisch verwendet, um Weltbilder, Weltanschauungen oder Weltansichten zu klassifizieren (BIRKNER, 1971). Hinsichtlich seiner Verwendung in der Ethik versteht man ihn heute gängigerweise dahingehend, daß „der Anwendungsbereich der Ethik auf den Menschen verengt wird; daß also vorausgesetzt wird, nur der Mensch sei Gegenstand der Verantwortung, weil er allein auch Adressat von Verpflichtungen sei" (BÖHLER, 1994).

Für die klassische westliche Philosophie war die physische Menschlichkeit notwendige Voraussetzung, um einen moralischen Status zu erhalten. Allerdings wurden je nach kultureller und historischer Ausprägung bestimmte Gruppen menschlicher Wesen ausgeschlossen - in der Antike beispielsweise Sklaven und neugeborene Kinder, in unserem Jahrhundert während des Holocausts die jüdische Bevölkerung Deutschlands. Die Reihe der Vertreter dieser Richtung ist aufgrund ihrer historischen Dominanz bis weit in das 20. Jahrhundert ausgesprochen lang, wobei die grundlegenden Argumentationen weitgehende Übereinstimmungen aufweisen. Die Zugehörigkeit eines Wesens zur moralischen Gemeinschaft wird von einem bestimmten Merkmal abhängig gemacht - und zwar in aller Regel von deskriptiven Eigenschaften wie Vernunft- und Sprachfähigkeit oder Selbstbewußtsein. In den religiösen Argumentationen der jüdischen und christlichen Tradition spielte häufig auch der Gedanke eine Rolle, daß nur der Mensch nach Gottes Ebenbild erschaffen wurde und nur er über eine unsterbliche, schützenswerte Seele verfügt (HOLOTIK, 1993). Die historischen Wurzeln der philosophischen und theologischen Argumentation im Rahmen des Anthropozentrismus reichen bis in das antike Griechenland zurück. Bereits ARISTOTELES nahm in seinem Werk „Nikomachische Ethik" das Glück als höchstes Gut an und sprach Tieren zugleich die Fähigkeit ab, glücklich zu sein (1983, S. 23 ff.):

> „Natürlich können wir nun weder Rind, noch Pferd, noch sonst ein Tier als *glücklich* bezeichnen .... Wir sagten *glückliche Menschen*: der Nachdruck liegt allerdings auf *Menschen*".

Die am häufigsten zitierten und kritisierten anthropozentrischen Ansätze stammen jedoch aus jüngeren Zeiten: Die Urheber sind René DESCARTES und Immanuel KANT.

3.2.1 René DESCARTES

René DESCARTES, der eines der bedeutendsten Werke zu den methodischen Grundlagen exakten wissenschaftlichen Vorgehens, den 1637 anonym veröffentlichten „Discours de la méthode" (DESCARTES, 1978) verfaßte, gilt heute als einer der wichtigsten Begründer der modernen Naturwissenschaften. Er formulierte aber nicht nur wesentliche formale Kriterien für die naturwissenschaftliche Forschung, sondern vertrat auch ein extrem dualistisches und mechanistisches Weltbild, das von der Existenz zweier qualitativ völlig gegensätzlicher Grundprinzipien ausgeht. Zum einen handelt es sich dabei um die *res extensa,* die Grundlage aller materiellen, vom Wesen her ausgedehnten Dinge. Unter „Ausdehnung" fallen dabei auch Gestalt und Bewegung der physikalischen Körper (CORETH und SCHÖNDORF 1990, S. 30). Zum anderen existiert die *res cogitans,* die als das Prinzip des Seelischen (zu dem auch Bewußtsein, Wahrnehmung und Denken gerechnet werden) über keinerlei Ausdehnung verfügt. Diese Differenzierung kumuliert in der Wesensbestimmung des Menschen und führt hin zur bekannten Leib-Seele-Problematik, die zwar schon vor DESCARTES diskutiert wurde, aber nach ihm zu einem fundamentalen philosophischen und naturwissenschaftlichen Problem wurde, das bis heute nicht befriedigend gelöst ist (vgl. LINKE, 1996).

Das eigentliche Wesen des Menschen liegt in seiner Seele, er besteht somit „allein im Denken" (DESCARTES, 1993, S. 70), dessen Ursprung die res cogitans ist. „Ich bin also genau nur ein denkendes Wesen, d.h. Geist, Seele, Verstand, Vernunft..." (DESCARTES, 1993, S. 23). Der menschliche Körper wird hingegen - wie der tierische - auf „eine Art von Maschine..., die aus Knochen, Nerven, Muskeln, Adern, Blut und Haut so eingerichtet und zusammengesetzt ist", daß sie auch ohne Bewußtsein und Seele existieren kann (1993, S. 75), reduziert. DESCARTES gehörte ebenfalls zu den Pionieren der exakten Anatomie und Physiologie, dem die Ähnlichkeiten zwischen Säugetier und Mensch durchaus bekannt waren, was sich deutlich an seiner Darstellung des Herzmechanismus zeigt (1978, S. 38 ff.), seine strikte Trennung von Mensch und Tier beruhte also keineswegs auf einer Unkenntnis über die bestehenden Gemeinsamkeiten in Aufbau und Funktion des Körpers. Letztlich waren für ihn alle Lebewesen ohne Seele Teile der rein körperlichen Welt. Derartige Wesen können nie zu moralisch relevanten Subjekten werden, da ihnen die hierzu notwendige „Fähigkeit zu aktivem Betroffensein" (SCHMITZ H., 1992) fehlt. Am deutlichsten wird dies aus folgender Textpassage ersichtlich (DESCARTES, 1978, S. 45 ff.):

> „Wenn es Maschinen mit den Organen und der Gestalt eines Affen oder eines anderen vernunftlosen Tieres gäbe, so hätten wir gar kein Mittel, das uns nur den geringsten Unterschied erkennen ließe zwischen dem Mechanismus dieser Maschinen und dem Lebensprinzip dieser Tiere; gäbe es dagegen Maschinen, die unseren Leibern ähnelten und unsere Handlungen insoweit nachahmten, wie dies für Maschinen wahrscheinlich möglich ist, so

hätten wir immer zwei ganz sichere Mittel zu der Erkenntnis, daß sie deswegen keineswegs wahre Menschen wären."

Die zwei genannten Mittel zur Unterscheidung eines „realen" Menschen von einer menschenähnlichen Maschine sind der Sprach- und der Vernunftgebrauch, die durch die von Gott gegebene unsterbliche Seele ermöglicht werden. Diese radikal dualistische und mechanistische Naturinterpretation wird im geschichtlichen Rückblick oft als Grundlage eines modernen szientistischen Weltbildes erachtet, in dem die Natur als „unermeßlicher Raum qualitätenlosen Seins" dem Menschen „als bloßes Substrat von Herrschaft ohne moralische Eigenrelevanz" (KOHLMANN, 1995) gegenübersteht und seiner willkürlichen Verfügung übereignet ist.

DESCARTES entwarf zwar kein kohärentes ethisches Normensystem, in dem sein anthropozentrisches Gedankengut zum Tragen gekommen wäre, dennoch blieben seine Thesen von nachhaltiger Wirkung. Auch in der heutigen Diskussion wird gegen Naturwissenschaft und Schulmedizin häufig der Vorwurf erhoben, Tiere und sogar Menschen zu bloßen komplexen Maschinen zu degradieren.

Die ersten praktischen Konsequenzen seiner dualistischen Thesen in Bezug auf Tierversuche zeigten sich bereits in den Arbeiten von DESCARTES selbst. Er sah keinerlei Legitimationsprobleme bei der Vivisektion von Hunden, mit deren Hilfe er seine eigene Theorie der Herztätigkeit gegen die von HARVEY durchzusetzen versuchte (SCHÄFER, 1993, S. 113).

3.2.2 Immanuel KANT

Der bekannteste Vertreter des Anthropozentrismus in der Neuzeit ist Immanuel KANT. Er konzipierte in seinen Werken zur Ethik, der 1785 verfaßten „Grundlegung zur Metaphysik der Sitten" (KANT, 1994), der „Kritik der praktischen Vernunft" (KANT, 1990) aus dem Jahr 1788 und der „Metaphysik der Sitten" von 1797 (KANT, 1954), die wohl am nachhaltigsten wirkende anthropozentrische Position. Sein berühmtes „Grundgesetz der reinen praktischen Vernunft", der Kategorische Imperativ (1990, S. 36):

> „Handle so, daß die Maxime deines Willens jederzeit zugleich als Prinzip einer allgemeinen Gesetzgebung gelten könne"

erfaßt ausschließlich Menschen. Tiere und andere Lebewesen haben weder irgendwelche Rechte noch einen Eigenwert (NEUMAIER, 1993). Dies ist darauf zurückzuführen, daß KANT die Vernunftfähigkeit zu *dem* ausschlaggebenden Kriterium für die Erteilung eines moralischen Status erhob.

Wie schon DESCARTES erkennt KANT den Menschen auch in seiner physischen Körperlichkeit und charakterisiert ihn unter dieser Rücksicht als „ein bedürftiges Wesen, insofern er zur Sinnenwelt gehört" (KANT, 1990, S. 72). Aber erst aufgrund der ihm eigenen Vernunft kann er sein „Wohl und Weh jederzeit in Betrachtung" (1990, S. 73) ziehen, kann er „Freiheit und Unabhängigkeit von dem Mechanismus der Natur" (1990, S. 101) erlangen und sich so über die Ordnung der *vernunftlosen* Dinge erheben. Nur menschliche Personen können „Autonomie" erwerben und sich freiwillig dem Sittengesetz unterwerfen. Folglich ist der zentrale Terminus „Achtung" auch nur auf Menschen (und das Sittengesetz) anwendbar, nicht hingegen auf die unvernünftige Natur (1990, S. 89):

> „Achtung geht jederzeit nur auf Personen, niemals auf Sachen. Die letzteren können Neigung und, wenn es Tiere sind (z.B. Pferde, Hunde usw.) sogar Liebe, oder auch Furcht, wie das Meer, ein Vulkan, ein Raubtier, niemals aber Achtung in uns erwecken."

Tiere sind nicht in der Lage, die Ideen der reinen praktischen Vernunft, die den Menschen zur Sittlichkeit befähigt, zu teilen. Sie haben keinen Begriff von Recht und Unrecht, ebensowenig von Gut und Böse, deshalb kommen sie, wie CASPAR (1995) ausführlich darstellt, für KANT nicht als Verpflichtungssubjekte des Sittengesetzes, das nicht zuletzt freiheitsverwirklichend und -verbürgend ist, in Frage. Allerdings ist die Unterstellung, KANT habe die argumentative Grundlage für einen absolut willkürlichen Umgang mit der Natur geschaffen, verkürzt und falsch. Er stellte deutlich klar, daß Handlungen in Bezug auf Tiere durchaus rechtfertigungsfähig und rechtfertigungspflichtig sind - allerdings nicht um der Tiere selbst willen. Destruktive Handlungen in Bezug auf die leblose Natur und auch auf vernunftlose Geschöpfe verletzen keine Pflichten, die im Rückgriff auf nichtmenschliche Werte begründet werden, sondern Pflichten, die der Mensch sich selbst gegenüber hat. Eine zentrale Textpassage hierzu findet sich im § 17 der Tugendlehre der Metaphysik der Sitten, wo KANT den Gedanken des Tierschutzes im Rahmen der Pflichten, die der Mensch gegen sich selbst hat, abhandelt (KANT, 1954, S. 296):

> „In Ansehung des lebenden, obgleich vernunftlosen Teils der Geschöpfe ist die gewaltsame und zugleich grausame Behandlung der Tiere der Pflicht des Menschen gegen sich selbst ... entgegengesetzt, weil dadurch das Mitgefühl an ihrem Leiden im Menschen abstumpft und dadurch eine der Moralität im Verhältnisse zu anderen Menschen sehr diensame natürliche Anlage geschwächt ... wird."

Hieraus wird auch deutlich ersichtlich, daß KANT im Unterschied zu DESCARTES die Leidensfähigkeit der Tiere keineswegs in Frage stellte, aus seinem anthropozentrischen Ansatz heraus plädierte er sogar gegen den Einsatz vermeidbarer Tierversuche als „martervolle physische Versuche zum bloßen Behuf der Spekulation" (1954, S. 297). Kritische Argumente, die sich näher mit dem Anthropozentrismus von KANT auseinandersetzen, finden sich u.a. bei PATZIG (1983, 1986), FRÜCHTL (1993) und NEUMAIER (1993). Wie stark sich seine anthropozentrischen Gedanken in der Entwicklung der Rechtsprechung und moderner Diskursethikkonzeptionen wie der von HABERMAS erhalten haben, stellen CASPAR (1995) und OTT (1996) umfassend dar.

3.2.3 Zusammenfassung und Kritik des klassischen Anthropozentrismus

Zusammengefaßt lassen sich Positionen, die dem klassischen (radikalen) Anthropozentrismus zuzuordnen sind, durch folgende Merkmale charakterisieren:

1. Ein moralischer Status wird nur dem Menschen zuerkannt.
2. Der moralische Status wird durch das Vorhandensein ausgewählter, deskriptiver Eigenschaften begründet, die ent-

weder erkenntnistheoretisch nur beim Menschen positiv aufgewiesen werden können (Selbstbewußtsein, Fähigkeit zur Ausbildung einer abstrakten Sprache, Vernunftfähigkeit), oder de facto nur dem Menschen zukommen (Ausbildung einer komplexen Sozialität inklusive schriftlich fixierter Normensysteme, „Autonomie" im strengen Sinne des Wortes als die Möglichkeit, selbst Gesetze festzulegen), oder aber im Rückgriff auf religiöse Aussagen postuliert werden (Gottesebenbildlichkeit des Menschen).

3. Die eingangs erwähnte Differenzierung zwischen moral agent und moral patient besitzt nur im zwischenmenschlichen Bereich Relevanz. Geisteskranke, Kinder, alte Menschen und alle anderen, die über keine voll ausgeprägte Rationalität verfügen, gehören der Kategorie moral patient an; ein normal entwickelter Erwachsener hingegen ist als moral agent qualifiziert. Menschliche moral patients sind trotz abweichender deskriptiver Eigenschaften Mitglieder der moralischen Gemeinschaft.
4. Handlungen, die nicht-menschliche Wesen betreffen, unterliegen keiner *direkten* Rechtfertigungspflicht - fallen nur dann in den Geltungsbereich moralischer Normen, wenn durch sie direkt (z.B. verletzt der Diebstahl eines Hundes das Eigentumsinteresse des Besitzers) oder indirekt (wie durch die „Verrohung" der Mitmenschlichkeit in dem Beispiel von KANT) menschliche Interessen tangiert werden.
5. Es folgt hieraus, daß der Mensch kein *uneingeschränktes* Verfügungsrecht über die Natur besitzt; vielmehr scheint es theoretisch durchaus möglich, aus einem Anthropozentrismus heraus einen kohärenten Umwelt- und Tierschutz zu begründen (SCHÄFER, 1993).

Die Haupteinwände gegen den klassischen Anthropozentrismus lassen sich in zwei Gruppen unterteilen: Pragmatische und theoretische Argumente. Das am häufigsten angeführte pragmatische Gegenargument basiert auf der Unterstellung, daß die Verbreitung anthropozentrischen Gedankenguts zunächst durch die jüdisch-christliche Tradition und später im Gefolge einer szientistischen Rationalität, die die objektivierende Vorgehensweise der

Naturwissenschaften verabsolutierte, zwangsläufig zu den heute existenzbedrohlichen Umweltschädigungen führen mußte (DREWERMANN, 1981). Verantwortlich hierfür wird häufig der kartesianische Dualismus gemacht, dessen mechanistisches Naturverständnis Natur zu einem „vom Menschen zu analysierenden und beliebig manipulierbaren Material" (HONECKER, 1995, S. 245) degradiert. Eine Vorreiterrolle dieser Kritik nimmt „Das Prinzip Verantwortung" von Hans JONAS. Sein „Kagegorischer Imperativ" (JONAS, 1984, S. 36):

> „Handle so, daß die Wirkungen deiner Handlung verträglich sind mit der Persistenz echten menschlichen Lebens auf Erden"

ist zwar von einer anthropozentrischen Logik, denn der Primat wird dem Fortbestand menschlichen Lebens eingeräumt, dennoch werden durch JONAS wesentliche Mängel der traditionellen Ethik angesprochen. An erster Stelle stehen die anthropozentrische und zeitliche Beschränkung traditioneller Normensysteme, d.h. Pflichten gegenüber nicht-menschlichen Wesen und künftigen Generationen sind ungerechtfertigterweise kein Gegenstand der Diskussion (JONAS, 1984, S. 22 ff.).

Die eigentlichen Schwachpunkte des klassischen Anthropozentrismus lassen sich aber nicht durch die ihm a posteriori zugeschriebenen Umweltschäden unserer Zeit begründen. Vielmehr sind sie theoretischer Natur und betreffen vor allem die Frage, ob die Grenzziehung zwischen moralischer Gemeinschaft und „Außenstehenden" ausreichend begründet werden kann.

Zunächst erscheint die Begründung des Anthropozentrismus durchaus vernünftig: Moral und die Fragen nach der sittlichen Richtigkeit von Handlungen gehören ausschließlich in den zwischenmenschlichen Bereich (SKIRBEKK, 1995), also sind Pflichten gegenüber Wesen, die diesem nicht zugerechnet werden können, überflüssig.

Aber es wird hierbei die schwerwiegende Voraussetzung gemacht, daß allen „niederen" Lebewesen *nur* ein instrumenteller Wert für menschliche Interessen zukommt. Eigeninteressen dieser Wesen müssen demzufolge entweder als nicht existent erachtet werden, wie es aus dem mechanistischen Weltbild von

DESCARTES folgt, oder aber sie werden nicht explizit geleugnet, jedoch als ethisch irrelevant eingestuft. Zur Begründung werden die oben erwähnten Eigenschaften angeführt, über die ein Wesen verfügen muß, um in die moralische Gemeinschaft aufgenommen zu werden (Rationalität, Selbstbewußtsein etc.).

Problematisch erweist sich nun aber, daß sich für jede dieser Eigenschaften menschliche Wesen finden lassen, denen diese nicht zukommen - diese werden dennoch unter Einführung von Zusatzannahmen in den Geltungsbereich der Normen integriert. Nimmt man z.B. die spezifisch menschliche Rationalität als *die* ethisch relevante Eigenschaft an und weist sie über die Fähigkeit zur abstrakten Sprache nach, so dürfte streng genommen ein Säugling über keinen moralischen Status verfügen.

Als Zusatzannahme wird dann beispielsweise das „Potentialitätsargument" eingeführt. Dieses besagt, daß die Fähigkeit zur Ausbildung von Rationalität und Selbstbewußtsein bereits im menschlichen Embryo angelegt ist, der somit der Potenz nach ein vollwertiger Mensch im obigen Sinne ist. Dieser Potentialität wird sodann dieselbe Schutzwürdigkeit zugesprochen wie der Aktualität moralisch relevanter Eigenschaften bei gesunden, erwachsenen Menschen.

Bei der Kritik des Anthropozentrismus steht jedoch nicht die Gültigkeit des Potentialitätsarguments zur Diskussion, sondern das Faktum, daß nichtmenschliche Lebewesen keinesfalls moralisch relevant sind, wobei die relevanten moralischen Eigenschaften entweder dezisionistisch bestimmt sind oder bei Tieren aus erkenntnistheoretischen Gründen überhaupt nicht festgestellt werden können.

Dieser Einwand wurde bereits Ende des 18. Jahrhunderts formuliert und ist heute als *„Speziesismusvorwurf"* (vgl. Abschnitt 3.6) bekannt. Niemand ist aber in der Lage, definitiv auszuschließen, daß beispielsweise Schimpansen oder Delphine über Rationalität, Selbstbewußtsein und abstrakte Sprache verfügen. Es stellt sich die Frage, ob konkrete Einzeleigenschaften überhaupt das geeignete Kriterium für die Zuerkennung eines moralischen Status darstellen können. Die Grundfrage dürfte nicht sein, ob ein Wesen aktuell oder potentiell rational, selbstbewußt oder sprachfähig ist, sondern ob es sich um ein Individuum handelt, dessen Erhaltung und Nichtschädigung geboten ist, weil es einen Eigenwert besitzt. Dieser Eigenwert läßt sich letzten Endes nur über den positiven Aufweis von Strebungen und Interessen zeigen, worauf im weiteren Verlauf dieser Arbeit noch näher eingegangen wird (vgl. Abschnitt 3.7.2).

Die Frage, ob es neben dem Menschen Existenzen gibt, die aufgrund eines Daseins, das als in sich wertvoll einzuschätzen ist, über schützenswerte Interessen verfügen, steht also im Zentrum jeder Ethik, die sich kritisch mit Tieren auseinandersetzt.

Der klassische Anthropozentrismus konnte sie nicht befriedigend beantworten - was sicher auch durch traditionelle Weltbilder wie den Geozentrismus und die Artkonstanztheorie gefördert wurde, innerhalb derer eine absolute Sonderstellung des Menschen nie in Frage gestellt wurde. Das heute oft die Diskussion bestimmende erkenntnistheoretische Faktum, daß tierische Befindlichkeiten durch den Menschen nie vollkommen objektiv erkannt werden können (WOLFF, 1990), muß in jeder ethischen Argumentation ausreichend berücksichtigt werden, scheint zur Begründung einer moralischen Ignoranz diesen Wesen gegenüber allerdings nicht ausreichend.

Die völlige Ausklammerung nicht-menschlicher Lebewesen aus der moralischen Gemeinschaft wurde ab Ende des 18. Jahrhunderts zunehmend in Frage gestellt. Allerdings bildete sich eine philosophisch klare Systematik der Gegenpositionen zum klassischen Anthropozentrismus erst in den letzten Jahrzehnten unseres Jahrhunderts heraus. Die Diskussion wurde hierbei nicht ausschließlich vom Tierschutzbereich, sondern auch wesentlich von den immer vordringlicher in das öffentliche und wissenschaftliche Bewußtsein dringenden Fragen des Umweltschutzes gesteuert. Heute bezeichnet man die Gesamtheit der Gegenpositionen zum klassischen Anthropozentrismus als „physiozentrische Theorien" (SCHÄFER, 1993).

Systematisch lassen sich dann die verschiedenen ethischen Theorien zum Verhältnis des Menschen zu nicht-menschlichen Naturgegenständen in folgender Übersichtsdarstellung zusammenfassen:

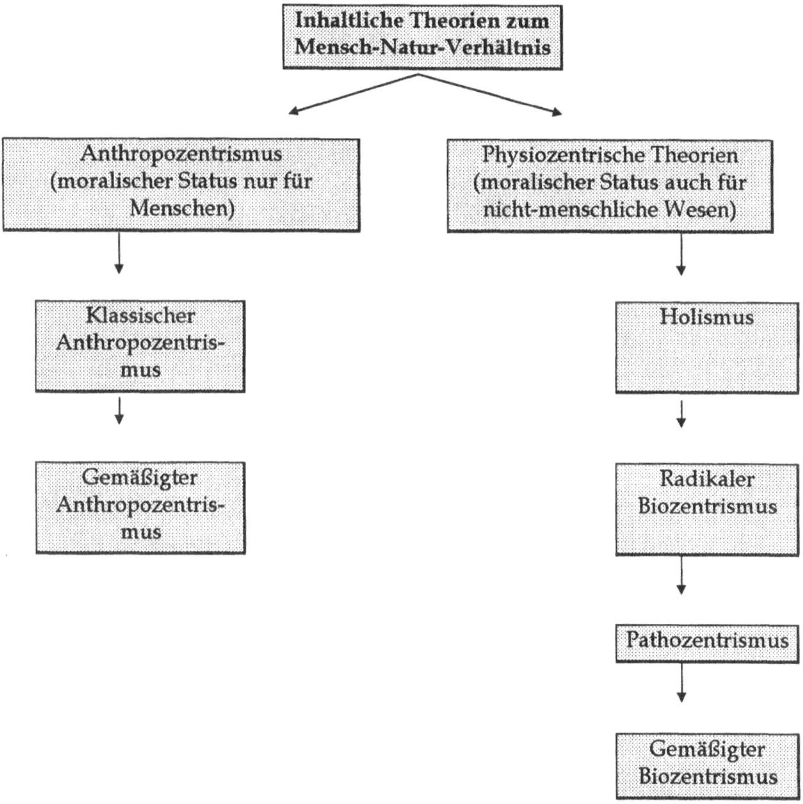

Abbildung 3: Übersichtsdarstellung der verschiedenen ethischen Theorien zum Verhältnis Mensch/nicht-menschliche Naturgegenstände

3.3 Gemäßigter Anthropozentrismus

In jüngerer Zeit kristallisierten sich aus der regen Diskussion um den Stellenwert nicht-menschlicher Naturgegenstände „moderne" Varianten des Anthropozentrismus heraus, die vor allem eine stärkere Berücksichtigung von ökologischem und tierschutzrelevantem Gedankengut einfordern.

Eine solche Richtung wird neben SCHLITT (1992a, 1992b) auch von REITER (1993) unter dem Titel „relative Anthropozentrik" vertreten. Dieser hält zwar am Prinzip der Sonderstellung des Menschen fest, nimmt aber durch die Integration patho- und biozentrischer Elemente eine Korrektur der traditionellen Position vor. So integriert er leidensfähige Tiere in die moralische Gemeinschaft und plädiert für die Achtung, Schonung und Erhaltung allen Lebens in seinem je eigenen Wert. Auch in anderen gemäßigten anthropozentrischen Ansätzen wird der Mensch nach wie vor als Mitte der Natur und „Herr" der Welt gesehen, aber im Unterschied zur klassischen Variante besitzt er keine uneingeschränkte und bedingungslose Verfügungsgewalt über nicht-menschliche Lebewesen mehr (HONECKER, 1995, S. 261). Diese wird durch abweichend definierte „Eigenwerte" oder „Eigenrechte" der anderen Lebewesen beschränkt. Ein weiterer Versuch, unter Rückgriff auf den Anthropozentrismus ein kohärentes Ethikkonzept vor allem für den Umweltschutz zu entwickeln, findet sich bei SCHÄFER (1993).

Am Rande sei noch bemerkt, daß das bundesdeutsche Rechtssystem nach allgemeiner Auffassung trotz der Formulierung des § 1 TSchG, der Tiere ausdrücklich als „Mitgeschöpfe" bezeichnet, eindeutig anthropozentrisch ausgerichtet ist, was schon aus dem Faktum ersichtlich ist, daß der Individualtierschutz im Grundgesetz nicht den Rang eines Verfassungsgutes einnimmt, und Tiere nach wie vor über keine subjektiven Rechte verfügen (CASPAR, 1995). Artikel 1 des Grundgesetzes garantiert eine Unantastbarkeit der menschlichen Würde, wohingegen alle anderen Lebewesen eindeutig zu Objekten einer Güterabwägung werden können.

3.4 Holismus

Die Position, die den größten Geltungsbereich der moralischen Normen besitzt, ist der „Holismus", der auch unter der Bezeichnung „Deep-ecology-Bewegung" (von der PFORDTEN, 1996, S. 108) geläufig ist. Er wird unter anderem von MEYER-ABICH (1984, 1991) und TAYLOR (1986) vertreten.

Da diese Richtung für die Auseinandersetzung mit der Tierversuchsproblematik relativ irrelevant ist, während sie im Bereich ökologischer Fragestellungen eine wichtige Rolle spielt, kann auf eine ausführliche Darstellung verzichtet werden.

Die Vertreter holistischer Ansätze versuchen, den moralischen Status der gesamten Natur zu begründen. Die Konsequenz ist, daß Handeln in Bezug auf Tiere, Pflanzen, Wasser, Luft und Boden und auch auf ganze Ökosysteme nicht nur „pragmatische, an der menschlichen Eigengefährdung gemessene Relevanz" (KOHLMANN, 1995) besitzt, sondern einer eigenständigen moralischen Bewertung unterliegt, da alle Naturgegenstände - auch die unbelebten - Mitglieder der moralischen Gemeinschaft sind.

Als geistesgeschichtliche Anknüpfungspunkte dienen vor allem fernöstliche Religionen wie Taoismus oder Buddhismus und die Philosophie von SPINOZA (von der PFORDTEN, 1996, S. 107, S. 114 ff.). Implizit dürfte im Holismus ein pantheistisches Weltbild vorausgesetzt sein, in dem es nur eine Substanz oder Natur gibt, nämlich das „durch sich seiende, absolute, ewige, unendliche, unpersönliche Sein" (RAST, 1992), wobei alle Naturgegenstände letztlich keine selbständigen Substanzen, sondern Bestimmungen oder Erscheinungsweisen dieses einen Absolutums sind. Jeder Stein, jeder Grashalm, aber auch jedes Tier und jeder Mensch sind also nur Teile des Absoluten - überspitzt formuliert schädigt derjenige, der den Baum fällt, „Mutter Erde" oder das Göttliche selbst.

Die Kritik an holistischen Positionen kann wiederum in eine pragmatische und eine theoretische unterteilt werden, wobei erstere sich darauf stützt, daß die Berücksichtigung *aller* Naturgegenstände zu einer systematischen Überforderung des moralischen Subjekts führen muß. Woran soll sich beispielsweise bemessen lassen, ob es vertretbar ist, einen Fels in mehrere kleine Steine zu zerschlagen, um aus diesen ein Haus zu bauen? Werden hierdurch Interessen des Felsblockes verletzt, und wenn ja, welche? Kann ein unbelebter Gegenstand überhaupt ein Interesse an der Wahrung seines momentanen Zustandes besitzen?

Der theoretische Haupteinwand betrifft die impliziten religiösen und metaphysischen Grundannahmen, die den Bereich des phänomenal Aufweisbaren überschreiten und keine rationale Überprüfbarkeit mehr zulassen, sondern letzten Endes Glaubenssache bleiben (von der PFORDTEN, 1996, S. 109). Es erscheint schwierig genug, zu beweisen, daß Menschen und Tiere mehr als das Produkt naturgesetzlicher Zusammenhänge sind - der Versuch hierzu wird später dennoch unternommen (vgl. Abschnitt 3.7). Aber der positive Aufweis, daß sie nicht nur im metaphorischen, sondern in einem organologischen Sinne Teile eines Absolutums darstellen, ist mittels einer rationalen Argumentation unmöglich.

3.5 Radikaler Biozentrismus

Eine deutlich kleinere moralische Gemeinschaft findet sich in einer Theorie, die auf alle Lebewesen bezogen ist und durch ihren Hauptvertreter Albert SCHWEITZER allgemein bekannt wurde, wobei auch moderne Autoren - wie beispielsweise Gotthard M. TEUTSCH (1987, S. 42 ff.) - sich dieser Richtung angeschlossen haben.

Hier unterliegen Handlungen, die alle lebenden Organismen - bis hin zu den niedersten Formen - betreffen, einer Rechtfertigungspflicht. Um einen „radikalen" Biozentrismus handelt es sich dann, wenn keinerlei Hierarchisierung des Eigenwertes von Individuen unterschiedlicher Arten akzeptiert wird, und strenggenommen das Leben eines Schimpansen dem einer Blaualge gleichwertig ist. Die Differenzierung zwischen „radikalem" und „gemäßigten" Biozentrismus geht auf RICKEN (1987) zurück.

3.5.1 Albert SCHWEITZER - Ethik der Ehrfurcht vor dem Leben

In der „Ethik der Ehrfurcht vor dem Leben", für die der Friedensnobelpreisträger Albert SCHWEITZER eintrat, qualifiziert unter der Grundeinsicht „Ich bin Leben, das leben will, inmitten von Leben, das leben will" (1991, S. 111) das Lebendigsein als *die* moralisch relevante Eigenschaft zum Erhalt eines moralischen Status.

Die Handlungsmaxime „Gut ist, Leben erhalten und fördern, böse ist, Leben vernichten und Leben hemmen" (1991, S. 32) besitzt absolute Gültigkeit und erlaubt keine Unterschiede zwischen „höheren" und „niederen" Organismen. Wie an anderer Stelle (BLUMER, 1996) ausführlicher dargelegt wurde, handelt es sich speziell bei dem Entwurf von SCHWEITZER somit um eine monistische und deontologische Ethik (zur Kritik der Deontologie vgl. Abschnitt 4.3), die einen fragwürdigen Prinzipienmonismus

(KOJIMA, 1986) voraussetzt und keine praktikablen Normen zur Lösung der alltäglich auftretenden Handlungskonflikte liefern kann (WOLF JC., 1993). Da jede Schädigung von Leben sittlich falsch ist, können für die unvermeidlich entstehenden Konfliktsituationen keinerlei operationalisierbare Normen entwickelt werden. Daß SCHWEITZER sich selbst einmal als „Massenmörder an Bakterien" bezeichnet, spiegelt den bewundernswerten Charakter einer zutiefst integeren Persönlichkeit wider - aber zugleich ist offensichtlich, daß die Übernahme einer derart rigorosen Haltung durch eine normative Ethik nicht vorgeschrieben werden kann. Seine Grundannahmen führten SCHWEITZER zwangsläufig zu der These, daß der Mensch permanent und unvermeidlich schuldig wird. Die Konsequenz ist eine „Inflationierung des Schuldbegriffs" (PATZIG, 1986), die wohl kaum dazu geeignet ist, denjenigen, der richtig handeln will, zur Einhaltung der sittlichen Normen zu motivieren.

Obwohl speziell Albert SCHWEITZERs Ansatz kaum die Anforderungen an eine philosophisch-wissenschaftliche normative Ethik erfüllen kann (vgl. WOLF JC, 1993), besitzen seine Gedanken nach wie vor eine hohe praktische Relevanz. Neben Autoren, die sich in wissenschaftlichen Veröffentlichungen direkt auf ihn berufen (HÖFFE, 1984a, 1984b, TEUTSCH, 1987), wird sein Name auch gerne zur Aufwertung einseitig-tendenziöser Artikel in den Massenmedien verwendet (vgl. BAIER, 1996). Auch die Integration seiner wichtigsten Formulierungen ohne ausdrückliche Namensnennung ist sehr beliebt. Dies erfolgte beispielsweise in den „Ethischen Grundsätzen und Richtlinien für wissenschaftliche Tierversuche" der Schweizerischen Akademie der Medizinischen Wissenschaft und Schweizerischen Akademie der Naturwissenschaften (1994), deren Präambel wie folgt lautet:

> „Die vorliegenden Richtlinien sind geleitet: von der Erkenntnis, daß der Mensch einerseits bei der ihm gebotenen Lösung seiner Probleme auf wissenschaftliche Untersuchungen an Tieren nicht verzichten kann, während ihm andererseits der ethische Grundsatz der Ehrfurcht vor dem Leben den Schutz der Tiere gebietet...".

Eine Kritik dieser Richtlinien, die in bedenklicher Weise unvereinbare Ethikkonzeptionen vermengen, wurde an anderer Stelle geleistet (BLUMER, 1996).

3.5.2 Kritik des radikalen Biozentrismus

Unabhängig von den Problemen, die sich aus der Ethik von Albert SCHWEITZER ergeben, scheitert ein radikaler Biozentrismus zunächst an den genannten pragmatischen Einwänden. Wenn man die prinzipielle Gleichwertigkeit allen Lebens mit der absoluten Verpflichtung zu seiner Wahrung koppelt, führt das streng logisch betrachtet zu Normen, die in keinster Weise mehr den einfachsten lebensweltlichen Bedingungen des Menschseins entsprechen können. Wir müssen töten, um leben zu können - auch eine streng durchgehaltene vegetarische Diät bewahrt nicht vor der Notwendigkeit, lebende Organismen zur Erhaltung der eigenen Existenz zu töten. Eine Abwägung unseren eigenen Lebens gegen das der Pflanzen oder Tiere, die wir verspeisen, läßt der radikale Biozentrismus, sofern er deontologisch argumentiert, nicht zu - wir begehen unvermeidbar sittlich falsche Handlungen. Aber selbst wenn diese Abwägung statthaft wäre, ergibt sich das theoretische Problem, daß ja eine Gleichheit allen Lebens vorausgesetzt wird. Ist man dann dazu berechtigt, hunderttausende von Pflanzenleben gegen ein einziges menschliches abzuwägen, das diesen ja ebenbürtig ist?

Auf theoretischer Ebene liegt eine Hauptschwierigkeit eines radikalen Biozentrismus darin, daß „Leben" kein formales Kriterium darstellt, sondern ein inhaltlich bestimmtes, das sich dennoch kaum konkretisieren läßt und wie die pantheistischen Grundannahmen des Holismus zu kritisieren ist. Es gibt kein „Leben an sich", Leben ist vielmehr eine Grundkategorie, die immer individueller Einzelexistenzen bedarf, an denen es sich als raumzeitliches Phänomen konkretisieren kann.

3.6 Pathozentrismus

Der wohl bedeutendste Ansatz der heutigen Diskussion dürfte der Pathozentrismus sein, in dem die Leidensfähigkeit ausschlaggebendes Kriterium ist. Es erhalten alle Lebewesen, die zur

Schmerzempfindung befähigt sind, einen moralischen Status, wobei die Grenzziehung in der Regel anhand anatomisch-physiologischer Merkmale wie dem Vorhandensein eines zentralen Nervensystems erfolgt.

Die Begründung des Pathozentrismus verläuft regelmäßig in drei Schritten (von der PFORDTEN, 1996, S. 124 ff.):

1. Auf einer rein deskriptiv-empirischen Ebene wird nachgewiesen, daß höhere Tiere in gleicher Weise wie Menschen psychische Erlebnisse empfinden können.
2. Die (vermeintlich bewiesene) Tatsache bestimmter psychischer Zustände wird mit einer positiven bzw. negativen Bewertung gekoppelt, was teilweise schon implizit durch die Verwendung wertender Begriffe („Leid", „Qual") geschieht.
3. Von der Bewertung bestimmter Zustände wird zu präskriptiven Verpflichtungen wie Leidensvermeidung oder Lustmaximierung übergegangen.

Die moralische Gemeinschaft umfaßt also neben dem Menschen alle höheren Tiere; Tiere ohne zentrales Nervensystem und Pflanzen sind hingegen von keiner direkten ethischen Relevanz. Diese Argumentation geht historisch gesehen auf eine 1789 von dem britischen Utilitaristen Jeremy BENTHAM (1970) formulierte Kritik zurück, die als „Speziesismusvorwurf" gegen den klassischen Anthropozentrismus gerichtet war und sich bis heute fast unverändert in der Diskussion gehalten hat. Hier wird die deutsche Übersetzung aus SINGER (1994, S. 84) wiedergegeben:

> „Der Tag mag kommen, an dem die übrigen Geschöpfe jene Rechte erlangen werden, die man ihnen nur mit tyrannischer Hand vorenthalten konnte. Die Franzosen haben bereits entdeckt, daß die Schwärze der Haut kein Grund dafür ist, jemanden schutzlos der Laune eines Peinigers auszuliefern. Es mag der Tag kommen, da man erkennt, daß die Zahl der Beine, der Haarwuchs oder das Ende des *os sacrum* gleichermaßen unzureichende Gründe sind, ein fühlendes Wesen demselben Schicksal zu überlassen. Was sonst ist es, das hier die unüberwindbare Trennlinie ziehen sollte? Ist es die Fähigkeit zu den-

> ken, oder vielleicht die Fähigkeit, zu sprechen? Aber ein erwachsenes Pferd oder ein Hund sind unvergleichlich vernünftigere und mitteilsamere Lebewesen als ein Kind, das erst einen Tag, eine Woche oder selbst einen Monat alt ist. Doch selbst vorausgesetzt, sie wären anders, was würde es ausmachen? Die Frage ist nicht: können sie *denken*? oder: können sie *sprechen*?, sondern: *können sie leiden?*".

Die pathozentrische Grundargumentation bildet heute die Grundlage einer Reihe unterschiedlicher Tierethikkonzeptionen, die sich vor allem durch die formale Bestimmung der sittlichen Richtigkeit unterscheiden. So greift Ursula WOLF in ihrer Arbeit „Das Tier in der Moral" (1990) den Pathozentrismus auf und nimmt eine Synthese mit Gedanken von ROUSSEAU und SCHOPENHAUER zu einer „Mitleidsmoral" vor. Die pathozentrische Grundannahme formuliert sie dabei wie folgt: „Die elementarste Form moralischen Unrechts, das Individuen verursachen, ist die Zufügung von physischen Schmerzen" (WOLF U., 1990, S. 95). Durch Verweis auf Forschungsergebnisse der Physiologie legt sie anschließend dar, daß nur Lebewesen mit einem „Nervensystem ..., das gewisse Konzentrationen aufweist" (1990, S. 97), beachtenswert sind. Die Begründung der Mitleidsmoral basiert darauf, daß für Ursula WOLF das Mitleid, das wir mit ähnlichen Wesen empfinden, als eine motivationale Basis angenommen wird, die auf alle Wesen, die leiden können, ausgedehnt werden kann und muß (1990, S. 97). Für den Pathozentrismus plädieren eine Vielzahl weiterer Autoren, wie Angelika KREBS (1993), Tom REGAN (1988) und Jean-Claude WOLF (1992), wobei letztgenannter ihn unter der Bezeichnung „Sentientismus" einführt. Sein Grundargument lautet wie folgt (1992, S. 74):

> „Wir können nur Wesen, die mindestens eine rudimentäre Form von Bewußtsein und Sensitivität haben - und dazu können wir alle Wesen mit einem zentralistischen Nervensystem mit großer Sicherheit zählen -, grundsätzlich verstehen und uns in sie hineinversetzen."

3.6.1 Allgemeine Kritik am Pathozentrismus

An den Textstellen von Ursula und Jean-Claude WOLF fällt sofort auf, daß die Bestimmung des Stellenwerts von Tieren anhand einer beinahe anthropozentrischen Logik erfolgt. Nur die Wesen, „in die wir uns hineinversetzen können“, verdienen es, von uns verantwortungsvoll behandelt zu werden. Was wir nicht verstehen können, dürfen wir nach Belieben behandeln, Beschränkungen ergeben sich höchstens durch indirekte Pflichten.

Wie gehen die Autoren mit Einwänden gegen ihre Grenzziehung zwischen Wesen mit und Wesen ohne moralischen Status um? Ursula WOLF bezeichnet den Vorwurf, daß für die Empfindungslosigkeit von Pflanzen kein hinreichender Beweis vorliegt, als „nicht seriös“ (1990, S. 94). Für sie ist offenkundig, daß Pflanzen keinerlei subjektives Empfinden haben können - schließlich besitzen sie weder Muskeln noch Nerven. Jean-Claude WOLF unterscheidet sich in seiner Argumentation kaum. Die Empfindungsfähigkeit nimmt in der absteigenden Linie der Evolutionsleiter beträchtlich ab, über Befindlichkeiten von Pflanzen können wir nur spekulieren (er schließt sie also nicht gänzlich aus) - aber „weder verfügbare botanische Kenntnisse noch die Reichweite unseres Einfühlungsvermögens verleihen sichere Anhaltspunkte dafür“ (1992, S. 75), daß Pflanzen Leid verspüren könnten.

All diese Argumente gehen allerdings am Kernproblem des Pathozentrismus vorbei, das in der Begründung der Leidensfähigkeit als herausragende moralisch relevante Eigenschaft liegt. Gegen dieses Prinzip greift dasselbe Argument, mit dessen Hilfe BENTHAM den Pathozentrismus als Gegenposition zum klassischen Anthropozentrismus begründen wollte: Es handelt sich letztlich um eine „speziesistische“ Annahme, die allerdings nicht auf die Zugehörigkeit zu einer bestimmten Art abhebt, sondern auf das Vorhandensein spezifischer anatomisch-physiologischer Merkmale. Mit welchem Recht allerdings gerade die Leidensfähigkeit einen derart hohen Stellenwert erhält, wird nicht näher begründet. Die pathozentrische Grundannahme könnte dahingehend interpretiert werden, daß Schmerz immer und in jedem Fall schlecht und zu vermeiden ist, somit jede Handlung, die Schmerz oder Leid verursacht, sittlich falsch ist und deshalb allen Wesen, die hierdurch betroffen sein könnten, ein moralischer Status eingeräumt werden muß. Dies reicht allerdings wohl kaum für einen schlüssigen Argumentationsgang, denn zum einen gibt es durchaus Situationen, in denen die gezielte Zufügung von Schmerz und Leid durchaus geboten ist (wie im Rahmen einer lebensrettenden Operation), zum anderen kann aus erkenntnistheoretischen Gründen nie mit Sicherheit ausgesagt werden, daß niedere Tiere und Pflanzen nicht zu vergleichbaren Empfindungen befähigt sind.

Wie bereits beim klassischen Anthropozentrismus und radikalen Biozentrismus soll auch an dieser Stelle eine besonders bedeutende Position des Pathozentrismus ausführlicher erörtert werden, an der sich weitere Kritikpunkte darstellen lassen. Ausgewählt wurden hierfür die Arbeiten des australischen Moralphilosophen Peter SINGER, dessen provokante Thesen eine hochemotionale Debatte ausgelöst haben. Da diese Position von herausragender Bedeutung für die gesamte Tierschutzdiskussion ist, wird bei ihrer Erörterung von der bisherigen Vorgehensweise insofern abgewichen, als nicht nur ihr Anwendungsbereich vorgestellt wird - wie dies bei den bisherigen Konzeptionen geschah -, sondern auch die von SINGER vorausgesetzten formalen Schritte der Handlungsbeurteilung angesprochen werden.

3.6.2 Die Position von Peter SINGER

3.6.2.1 Annahmen und Argumente

SINGER hat seine Positionen zur Tierschutzethik in zwei Hauptwerken veröffentlicht - „Animal Liberation" (1976) und „Praktische Ethik" (1994). Er baut seine Konzeption auf der Annahme auf, daß moralische Prinzipien nur von einem „universellen Standpunkt" aus begründet und gerechtfertigt werden können, wobei *alle* partikulären Interessen irrelevant sein müssen (1994, S. 28):

> „Ethik verlangt von uns, daß wir über „Ich" und „Du" hinausgehen zu dem universalen Gesetz, dem universalisierbaren Urteil, dem Standpunkt des unparteiischen Betrachters oder idealen Beobachters...".

In einem nächsten Schritt wird die These aufgestellt, daß alle Ansätze, die von diesem universalen Standpunkt aus nur menschliche Interessen berücksichtigen, ungerechtfertigt speziesistisch vorgehen und somit gegen das Gebot, partikuläre Interessen auszuklammern, verstoßen. Die Argumentation greift hierbei auf BENTHAM (vgl. oben) zurück, es wird gefordert, daß die Interessen aller leidensfähigen Wesen bei moralischen Handlungen berücksichtigt werden müssen, während unbewußte Organismen (wie niedere Tiere, Pflanzen etc.) außerhalb der moralischen Gemeinschaft verbleiben.

Ein wichtiges Charakteristikum der Ethik von SINGER ist, daß er eine Hierarchisierung innerhalb der moralischen Gemeinschaft nicht nur akzeptiert, sondern auch anhand seines Personenbegriffes zu begründen versucht. „Personen" sind dabei alle Wesen, die Rationalität, Selbstbewußtsein, Vergangenheit und Zukunft haben und sich selbst als distinkte Entitäten begreifen, denn nur diese Fähigkeiten versetzen sie in die Lage, *Wünsche* hinsichtlich der je eigenen Zukunft zu haben. Dieser Personenbegriff ist nicht mehr deckungsgleich mit der menschlichen Existenz, aus seiner Konkretisierung ergeben sich die bekannten, umstrittenen Konsequenzen für den Stellenwert von Menschen und Tieren (1994, S. 120 ff.):

1. Menschen werden anhand ihrer aktuellen Fähigkeiten in zwei Klassen eingeteilt: „Angehörige der Spezies Homo sapiens" (alle human marginal cases) sowie Personen.
2. Das Tierreich - soweit es moralischen Status hat - wird sogar in drei Klassen gegliedert: Tiere, die mit Sicherheit Personen sind (Menschenaffen); Tiere, von denen angenommen werden kann, daß sie Personen sind (Wale, Delphine, Hunde, Katzen, Rinder, Schafe - vielleicht sogar alle Säugetiere) und Tiere, die lediglich bewußt sind (niedere, aber noch leidensfähige Wirbeltiere wie Vögel, Reptilien, Amphibien).

Diese Kategorisierung wirkt sich auf die Bestimmung der sittlichen Richtigkeit von Handlungen aus, denn es werden zwei unterschiedliche formale Prinzipien angewendet. Für Handlungen, deren Objekt personale Wesen sind, fordert SINGER einen *Präferenz-Utilitarismus*, d.h. diejenigen Handlungen sind unzulässig, die der Präferenz eines Wesens entgegenstehen, wenn nicht ein Ausgleich durch entgegengesetzte Präferenzen erfolgt (1994, S. 128).

Betrifft eine Handlung hingegen nur bewußte Lebewesen, so hat man sich an einem *hedonistischen Utilitarismus* zu orientieren, der die Verwirklichung des größtmöglichen Lustgewinns für alle von der Handlung betroffenen Lebewesen fordert. Tieren, die nur bewußt sind, fehlt die vielleicht wichtigste Fähigkeit, um sie als unersetzbare Existenzen betrachten zu können: Sie können sich nicht selbst als in der Zeit existierend sehen und somit auch kein längeres Leben erstreben (1994, S. 166), deshalb besitzen sie keine Präferenzen. Der einzig moralisch relevante Wert ist ihr Lustempfinden.

Die Konsequenzen dieser Annahmen für den Umgang mit Tieren und Menschen lassen sich am eindringlichsten für die Handlung „Töten" aufweisen. Die Tötung von Personen ist generell strenger zu beurteilen als die eines nur bewußten Wesens, was daran liegt, daß Personen Präferenzen hinsichtlich ihrer Zukunft besitzen können, die zu schützen sind. Nimmt man ihnen ohne ihre Zustimmung das Leben, so verstößt man gegen das Grundgebot des Präferenz-Utilitarismus (1994, S. 123). Allerdings ist eine Legitimation durch eine ausgleichende Förderung anderer Präferenzen denkbar, in diesem Falle wäre somit die Tötung gegebenenfalls zu rechtfertigen.

Des weiteren geht SINGER davon aus, daß nur Personen Autonomie - d.h. die Fähigkeit, eine Wahl zu treffen und eine Handlung nach eigener Entscheidung zu vollziehen - entwickeln können. Die Respektierung der Autonomie führt er als weiteres grundlegendes moralisches Prinzip ein. Wenn nun eine Person sich aufgrund ihrer Fähigkeit, den Unterschied zwischen Sterben und Weiterleben zu erfassen, autonom für das Weiterleben entscheidet, verletzt man durch die Tötung in fundamentalster Weise die Autonomie dieser Person (1994, S. 134).

Wie bereits erwähnt, gilt für nur bewußte Lebewesen eine andere formale Theorie - der hedonistische Utilitarismus. Hieraus folgt, daß alleine die Beendigung eines *lustvollen* Lebens unrecht ist. Nicht-selbstbewußte Tiere sind also ersetzbar, ein Tierarzt, der ein krankes Huhn, das gerade eben Schmerzen verspürt, zu heilen versucht, täte besser, dieses sofort zu töten und durch ein anderes, lustempfindendes auszutauschen.

Wie sieht es nun aus, wenn menschliches und tierisches Leben in eine Kollision geraten? Es läßt sich leicht ein Beispiel wie das folgende konstruieren:

> Einem Missionsarzt in Afrika werden ein neugeborenes menschliches Waisenkind und ein ausgewachsener Schimpanse vorgestellt. Beide leiden an einer schweren Lungeninfektion, die ohne Behandlung tödlich enden wird. Die Antibiotikavorräte des Arztes reichen allerdings nur zur Therapie eines der beiden Lebewesen.

Nach den Grundannahmen von SINGER muß der Arzt sich zur Rettung des Affen entscheiden und das Baby sterben lassen, denn das Leben des Schimpansen, der sicher eine Person ist, wiegt allemal höher als das des Babys, das nur Angehöriger der Spezies Homo sapiens ohne personale Identität ist.

SINGER kann sich allerdings nicht ohne logischen Widerspruch für eine totale Ablehnung von Tierversuchen einsetzen. Er berücksichtigt dies auch in seinen Stellungnahmen zu dieser Thematik. So beklagt er zwar lange und ausführlich vor allem Versuchspraktiken in der psychologischen Forschung (SINGER, 1976), stellt aber an anderer Stelle (SINGER, 1978) fest, daß gewisse Experimente wohl immer unvermeidlich sein werden und unter bestimmten Voraussetzungen auch gerechtfertigt werden können.

3.6.2.2 Kritik an SINGER

Zunächst gelten die Argumente, die oben gegen den Pathozentrismus im allgemeinen aufgeführt wurden, natürlich auch für Peter SINGER. Somit erscheinen bereits die Kriterien, die er für die Aufnahme in die moralische Gemeinschaft anführt, hochproblematisch. Hinzu kommen zwei weitere essentielle Kritikpunkte: seine Hierarchisierung innerhalb der moralisch relevanten Wesen anhand des Personenbegriffes und die Annahme des hedonistischen Utilitarismus.

3.6.2.2.1 Der Personenbegriff

Eine etymologische Betrachtung zeigt, daß der Begriff „Person" in der Tradition immer schon nur für Menschen galt. Das lateinische Wort „persona" hat seine Wurzel im griechischen „prosopon" (Gesicht, Antlitz). Ursprünglich war hiermit die Maske des Schauspielers gemeint, der durch ihr Aufsetzen eine „Rolle" übernimmt und eine „Person" darzustellen hat.

In der Philosophie ist der Begriff seit der Definition „persona est naturae rationabilis individua substantia" durch BOETHIUS (480-525) ein geläufiger Fachterminus, der mit den Worten „rationabilis natura" auf das spezifisch geistige Wesen des Menschen zielt (CORETH, 1986, S. 132). Der Verweis, daß SINGER durch seine Neudefinition des Wortes einen Bruch mit der Tradition vollzieht, liefert selbstverständlich keine Basis für eine substantielle Kritik. Wohl aber übersieht SINGER, daß die von ihm postulierte Trennung zwischen Menschen, die Personen sind und solchen, die keine sind, eine Ursache für Personalität voraussetzt, die nicht mit der biologischen Humanität zusammenfällt. Diese Annahme ist aber, wie HAEFFNER (1994) und SPAEMANN (1996) zeigen, unbewiesen und höchst zweifelhaft.

Problematisch ist zudem die Vorgehensweise von SINGER bei der Bestimmung seines nicht mehr speziesistischen Personenbegriffes - dieser wird unter der Intention, die Sonderstellung des Menschen aufzuheben, doch wieder anhand *menschlicher* Fähigkeiten (wie Rationalität, Selbstbewußtsein) festgelegt. Die Extrapolation auf Tiere erfolgt ohne die dringend erforderliche kritische Prüfung der erkenntnistheoretischen Möglichkeit und Zulässigkeit dieser Begriffserweiterung. Völlig vernachlässigt werden zentrale und wesensbestimmende Aspekte wie die spezifische Freiheit des Menschen und sein reflexives Selbstverhältnis, das ihm erst die Entfaltung einer *Persönlichkeit* auf der Basis der Existenz als *Person* ermöglicht.

Die Mißachtung moralisch relevanter Eigenschaften des Menschen reicht allerdings noch weiter. SINGER geht in keinster Weise darauf ein, daß nicht einmal Menschenaffen (die schon aufgrund der stammesgeschichtlichen Nähe unstrittig gewisse Charakteristika menschlicher Personen aufweisen können) sich zu moralisch handelnden und verantwortbaren Persönlichkeiten entwickeln können. Auch die Differenzierungen zwischen Tieren mit und ohne moralischen Status sind unter erkenntnistheoretischer Sicht hochproblematisch. Wie bereits angesprochen und noch ausführlicher darzulegen ist (vgl. Abschnitt 5.1.1.2), steht dem Menschen aufgrund seines begrenzten Erkenntnisvermögens zur Feststellung und Interpretation tierischer Interessen als einzige Möglichkeit das Verfahren des Analogieschlusses zur Verfügung. Hierunter ist die Annahme zu verstehen, daß bestimmte Zusammenhänge zwischen Verhalten und Empfinden des Menschen mit ähnlichen beobachtbaren Zuständen bei Tieren identisch oder zumindest vergleichbar sind. Wir befinden uns somit in einem „hermeneutischen Zirkel" - Erkennen ist uns immer nur in den anthropologischen Grundkategorien unserer spezifischen Wahrnehmungsorgane möglich, jegliche Weitergabe und Interpretation bedarf notwendig der Vermittlung durch die menschliche Sprache.

Problematisch ist nun nicht, daß der Analogieschluß angewendet wird - denn es existiert keinerlei Alternative - sondern wie seine Ergebnisse interpretiert werden. SINGER versieht sie völlig unkritisch mit einem Wahrheitsanspruch und leitet aus diesem all seine normativen Sätze ab. Als Ergebnis resultiert seine Behauptung, alleine empfindungsfähige Wesen hätten Bedürfnisse und Wünsche, die die moralische Gemeinschaft beschränkt. Sie erscheint unter Beachtung der Fehlerquelle „Analogieschluß" allerdings höchst fraglich. Wer kann schon mit Sicherheit sagen, daß ein anderer Mensch *wirklich* Wünsche, respektive Präferenzen hat? Berechtigt die Tatsache, daß niedere Tiere und Pflanzen kein vergleichbar beobachtbares Verhalten zeigen, das eine Analyse durch den Analogieschluß ermöglicht, zu der Annahme, daß sie *kein* Leid verspüren können, *keine* Interessen haben? Dies bleibt letztlich genauso unbewiesen wie das Selbstbewußtsein von Tieren, mit denen uns keine direkte sprachliche Kommunikation möglich ist - und hierzu zählen auch Menschenaffen, selbst wenn ihnen der Gebrauch sprachlicher Elemente wie der Taubstummensprache antrainiert wurde.

3.6.2.2.2 Kritik am Präferenz-Utilitarismus und am Prinzip der Lustmaximierung

Die von SINGER vorausgesetzten formalen Kriterien berechtigen zu einer besonders ausführlichen Kritik, die hier allerdings nur angedeutet werden kann. So weist Philipp SCHMITZ (1985, S. 124 ff.) hinsichtlich des Präferenz-Utilitarismus (der für personale Wesen gilt) darauf hin, daß das Prinzip des Gesamtnutzens kaum zuverlässig abgeschätzt werden kann. Um die Interessen, die es zu maximieren gilt, mit allen anderen Interessen in eine positive Bilanz zu bringen, müßte eine unüberschaubare Vielfalt von Details berücksichtigt werden. Man müßte auch so hochkomplexe Zusammenhänge wie die Abhängigkeit der Weltwirtschaft von der Tierindustrie oder die Frage, wie viele Menschen direkt oder indirekt zum Erhalt ihres Lebensunterhalts von dieser Industrie abhängig sind, erklären und bewerten können.

Einer der fragwürdigsten Punkte des gesamten Ethikkonzepts von SINGER ist jedoch der Maßstab, anhand dessen er die sittliche Richtigkeit von Handlungen, die lediglich bewußte Tiere betreffen, beurteilt. Der von ihm verfochtene Ansatz der Lustmaximierung ist aus zwei Gründen abzulehnen. Zum einen gelingt keine ausreichende Begründung, welches Argument dazu berechtigt, gerade *Lust* als das höchste Gut einzuordnen. Der Vorwurf eines naturalistischen Fehlschlusses (dieser wird unter 4.3.3.3 ausführlicher dargelegt), der die Unzulässigkeit eines unbegründeten Überganges von Tatsachen zu Werturteilen besagt, dürfte hier wohl durchaus berechtigt sein. SINGER setzt eine Identität des deskriptiven, d.h. rein beschreibenden Prädikats „lustvoll" mit dem wertenden Prädikat „gut" voraus. Es dient also der inhaltlich bestimmte Wertsatz „Lust ist gut" mit der daraus abgeleiteten Präskription „Sittliche Handlungen haben die Lustmaximierung zu fördern" als oberstes Moralprinzip. Über dessen Herkunft besteht jedoch keine Klarheit. Würde man dieses Prinzip dennoch unreflektiert anerkennen, so ergeben sich neben der Schwierigkeit, wie sich erkenntnistheoretisch das Lustempfinden von Tieren nachweisen lassen soll, beinahe unauflösliche Konflikte. Wäre es dann nicht sogar geboten, alle fleischfressenden (nicht-personalen) Tiere auf dem Planeten schmerzlos zu töten? Diese können zwar durchaus ein lustvolles Leben führen, sind aber zu dessen Erhalt darauf angewiesen, andere Existenzen, die auch zur Lustempfindung fähig sind, zu jagen und zu fressen - was wohl kaum der Lustmaximierung zuträglich sein dürfte.

Zum anderen wird das seinem Wesen nach subjektgebundene Lustempfinden völlig vom Individuum abgetrennt, ohne die Zulässigkeit und Konsequenzen einer dezidierten Prüfung zu unterziehen. Es greift hier dieselbe Kritik wie bei „Leben an sich" - Lust bedarf immer individueller Existenzen, an denen sie konkret vorliegen kann, es kann das Lustempfinden als eines von mehreren Interessen eines konkreten Individuums durchaus schützenswert sein, eine Förderung der „Gesamtlust" auf dem Planeten Erde hingegen entbehrt jeder empirischen Grundlage.

3.6.3 Pathozentrismus und bundesdeutsches Tierschutzgesetz

Abschließend sei noch darauf verwiesen, daß es sich beim Pathozentrismus zwar um die derzeit am häufigsten vertretene physiozentrische Theorie handeln mag, dies allerdings nicht einmal im Tierschutzgesetz berücksichtigt wird. Die Formulierung des § 1 TSchG nimmt keine Unterscheidung zwischen Tieren mit und ohne zentrales Nervensystem vor, die oberste Norm:

> „Niemand darf einem Tier ohne vernünftigen Grund Schmerzen, Leiden oder Schäden zufügen"

beansprucht Gültigkeit für *alle* Tiere. Insofern erscheint es systematisch korrekt, das deutsche Tierschutzgesetz als „Zoozentrismus" (BRANDHUBER, 1996) zu charakterisieren. Dies ist allerdings in einem weiteren Rahmen zu sehen, denn sowohl Anthropozentrismus als auch Biozentrismus scheinen innerhalb eines Gesetzestextes, der dem Schutz von Tieren gewidmet ist, unlogisch. Hier kann nicht der Ort einer fundierten Analyse des Stellenwertes nicht-menschlicher Lebewesen im deutschen Rechtssystem sein - dies muß rechtsphilosophischen Arbeiten überlassen bleiben. Es sei nur darauf verwiesen, daß das Grundgesetz eindeutig anthropozentrisch ausgerichtet ist, während sich neben dem „Zoozentrismus" des Tierschutzgesetzes die Zweckbestimmung des Gentechnikgesetzes, Menschen, Tiere und *Pflanzen* vor möglichen Gefahren zu schützen, biozentrisch ausnimmt.

3.7 Gemäßigter Biozentrismus als inhaltliche Bestimmung der Phänomenologie der Achtung

3.7.1 Vorbemerkungen

Die bislang angeführte Kritik des Anthropozentrismus und der physiozentrischen Theorien legt die Vermutung nahe, daß eine kohärente Begründung für die Zuerkennung des moralischen Status an eine ausgewählte Klasse von Wesen nicht möglich ist - gegen jedes der spezifischen Kriterien ließen sich durchaus schlüssige Einwände erheben. Dennoch muß eine Ethik, die sich mit Handlungen gegenüber nicht-menschlichen Naturgegenständen auseinandersetzt, ein gewisses inhaltliches Grundgerüst besitzen, das nicht rein dezisionistisch bestimmt wird.

Im folgenden wird der Versuch unternommen, eine vermittelnde Theorie zwischen den Extrempolen des traditionellen Anthropozentrismus und des Holismus zu entwickeln und weitestmöglich rational zu begründen. Sie wird die inhaltliche Basis der *Phänomenologie der Achtung* bilden. Da die Akzeptanzmöglichkeit jeder Konzeption mit ihrer theoretischen Grundlegung steht oder fällt, dürfen sich in dieser keine elementaren Widersprüche oder unlogischen Argumentationen finden lassen, denn ansonsten wäre die Gültigkeit aller deduzierten Normen in Frage gestellt. Dies trifft auf viele bisher veröffentlichte praxisnahe Konzeptionen für den Tierversuchsbereich zu. So können Thesen wie die von MAND (1995) oder PORTER (1992) keiner kritischen Prüfung der theoretischen Grundlagen standhalten und sind somit hinsichtlich ihres Anspruchs, allgemein gültige Normen zu liefern, als problematisch einzustufen (BLUMER und WOLF, 1996).

Die Phänomenologie der Achtung steht inhaltlich dem „gemäßigten Anthropozentrismus" nahe, vermeidet aber weitestgehend die dort bewußt gewählten pathozentrischen und holistischen Implikationen (vgl. REITER, 1993). Dem Geltungsbereich der moralischen Normen entsprechend läßt sie sich als „gemäßigter Biozentrismus" charakterisieren, ein Begriff, der auf eine Arbeit von RICKEN (1987) zurückgeht. Es erhalten *alle* Lebewesen einen moralischen Status, somit ist die moralische Gemeinschaft zunächst hinsichtlich ihres Umfangs identisch mit derjenigen von Albert SCHWEITZER. Allerdings bestehen fundamentale Unterschiede zwischen der Phänomenologie der Achtung und der „Ethik der Ehrfurcht vor dem Leben“, die eine deutliche Abgrenzung beider Positionen erlauben.

Zunächst betrifft dies die Begründung des moralischen Status der Lebewesen. Hierbei wird versucht, den Bereich des „phänomenal Aufweisbaren“ (RICKEN, 1987) nicht zu überschreiten, d.h. pantheistische oder sonstige überflüssige metaphysische Spekulationen werden weitestgehend ausgeklammert. Ein zweiter Unterschied betrifft die Stellung der einzelnen Arten innerhalb der moralischen Gemeinschaft. Im Gegensatz zum radikalen Biozentrismus postuliert die Phänomenologie der Achtung eine Hierarchisierung der verschiedenen Lebewesen anhand der Stellung ihrer Spezies innerhalb der Scala naturae. Des weiteren wird an einer Sonderstellung des Menschen festgehalten, die über seine Position in der Scala naturae hinausreicht und auch für die human marginal cases gilt. Ein letzter fundamentaler Unterschied besteht in der formalen Bestimmung der sittlichen Richtigkeit von Handlungen in Bezug auf nicht-menschliche Lebewesen. Im Gegensatz zu den Grundannahmen von SCHWEITZER wird in dieser Arbeit keine deontologische, sondern eine teleologische Vorgehensweise postuliert. Aus didaktischen Gründen wird diese jedoch unabhängig von der inhaltlichen Komponente in einem separaten Kapitel ausführlicher dargestellt und begründet (vgl. Abschnitt 4.3).

3.7.2 Darlegung der zentralen Begriffe

Bei den bisherigen Erörterungen fiel auf, daß einige Begriffe sich in allen kritisierten Positionen wiederfinden und je nach der Art und Weise, wie sie definiert wurden, zu unterschiedlichen Konsequenzen in den abgeleiteten Normen führten. Eine zentrale Position nimmt hierbei der Terminus „Interesse“ ein.

Da sittliche Normen weitgehend im Sinne einer Schutzfunktion für die Interessen derer, die von den Handlungen betroffen sind, interpretiert werden können, stellt sich als grundlegendste Frage, ob bei nicht-menschlichen Wesen die Anwendung des Begriffs „Interesse“ überhaupt sinnvoll möglich ist. Vor der Argumentation, die dies für alle Lebewesen befürworten wird, muß kurz dargelegt werden, was unter „Interessen" zu verstehen ist. Hierbei wird sich zeigen, daß in der Betrachtung der nicht-menschlichen Natur Interessen selbst nicht direkt aufgewiesen werden können, vielmehr muß ein erkenntnistheoretischer Primat den „Strebungen" eingeräumt werden.

3.7.2.1 Interessen

Der Begriff „Interesse" als Schlüsselterminus der gegenwärtigen bioethischen Debatten scheint - wohl wegen seiner primären inhaltlichen Unbestimmtheit - bestens geeignet, in den unterschiedlichsten Weisen definiert zu werden und so als Basis absolut konträrer Ethikkonzeptionen zu fungieren.

Wie eine etymologische Betrachtung zeigt, geht er auf eine Kombination der lateinischen Worte „inter" für „zwischen" und „esse" für „sein" zurück. Als philosophischer Fachbegriff erscheint er erstmals in den Staats- und Morallehren des 17. und 18. Jahrhunderts. Heute wird er zunehmend in der Erkenntnistheorie als Bezeichnung für eine Kategorie verwendet, die als „Klammer zwischen individuellen ... Lebensprozessen und den Erkenntnisleistungen des Subjekts fungiert" (GERHARD, 1976).

„Interesse" hat dabei ein Subjekt *an* etwas, der Begriff trifft also eine Aussage über eine mindestens zweistellige Relation. Das, worauf das „Interesse" gerichtet ist, wird zunächst *erkannt,* dann *bewertet* und schließlich *angestrebt.* Wichtig für die Phänomenologie der Achtung ist, daß Interesse - in diesem weitesten Sinne verstanden - nicht notwendig Bewußtsein und Rationalität voraussetzt. Vielmehr sind die Begriffe „erkennen" und „bewerten" in einem analogen Sinne zu verstehen und dürfen nicht auf die spezifisch menschlichen kognitiven und rationalen Fähigkeiten beschränkt werden. Dies widerspricht der Annahme einiger anderer Autoren, die bei der Diskussion, wann einem Wesen moralische Interessen - respektive Rechte - zugeschrieben werden können, auf einer bewußten Komponente bestehen.

Norbert HOERSTER (1995, S. 14) stellt beispielsweise folgenden kausalen Zusammenhang her: „Nur ein Wesen, das Bewußtsein besitzt, kann auch ein Interesse haben". Auf dieser Basis gelingt es ihm, gegen ein Überlebensinteresse menschlicher Neugeborener zu argumentieren. Da er in einem weiteren Schritt die Inkraftsetzung eines Rechtes an das (nachweisbare) Vorhandensein von Interessen koppelt, kann er ohne logischen Widerspruch Neonaten das Recht auf Leben absprechen. Hieraus lassen sich nicht nur Konsequenzen für die Zulässigkeit einer (aktiven) Euthanasie schwerbehinderter Neugeborener ableiten. Streng genommen müßten bei einer Anerkennung dieser Prämissen auch viele lebenserhaltende und kurative Maßnahmen der Intensivmedizin in Frage gestellt werden.

Eine ähnlich strukturierte Argumentation findet sich bei Joel FEINBERG, der unter der Voraussetzung eines „Interesse-Prinzips" die Möglichkeit sieht, auch Tieren Rechte zuzusprechen. Er erachtet dabei Wünsche als Basis von Interessen - lediglich „vollkommen seelenlose Wesen" wie Pflanzen können dann keine eigenständigen Interessen haben und scheiden als mögliche Rechtssubjekte aus (FEINBERG, 1986, S. 150).

Auch die Behauptung von TOOLEY (1972), daß das *Quälen* eines neugeborenen Kätzchens ernsthaft falsch, seine *Tötung* hingegen nicht falsch sei, basiert auf der Annahme, daß nur etwas, was ein Wesen *wünschen* kann, von moralischer Relevanz sein kann.

Gegen derartige Thesen läßt sich zum einen der erkenntnistheoretische Einwand anbringen, daß wir über den „Wunsch" der Katze, nicht gequält zu werden, letztlich genauso wenig wissen wie über ihren angeblich nicht vorhandenen „Wunsch" weiterzuleben. Grundlegender erscheint allerdings die Feststellung, daß für den moralisch Handelnden nicht ausschlaggebend sein darf, ob das Wesen, das durch seine Handlungen betroffen ist, selbst seine Interessen bewußt erkennt. Wichtig ist vielmehr die Distinktion, ob ein Wesen ein Interesse *hat* oder dem Wesen auf der Basis selektiver Verhaltensweisen, respektive Äußerungen (wie Wünschen), ein Interesse *zugeschrieben wird*. Die Annahme, daß das Vorhandensein eines Interesses beispielsweise durch einen Sprechakt des betroffenen Wesens bewiesen werden muß, erscheint ebenso inakzeptabel wie die Forderung, daß es von seinem Träger bewußt erkannt werden muß. In diesem Fall wäre es beispielsweise legitim, an einem Schlafenden, der aktuell nicht zur Äußerung eines bewußten Interesses fähig ist, medizinische Experimente vorzunehmen oder ihn gar zu töten. Dies ist mit unserer moralischen Intuition nicht vereinbar, denn die individuelle Selbsterfahrung zeigt uns, daß wir alle auch im Schlaf ein Interesse daran haben, gesund zu bleiben und wieder zu erwachen - auch wenn dieses dem Betroffenen aufgrund des physiologischen Zustandes zwangsläufig unbewußt ist.

Der Umstand, daß Tieren und anderen Lebewesen ebenso wie den human marginal cases die Fähigkeit fehlen dürfte, eine zur Erkennung und Analyse eigener intentionaler Zustände nötige kritische Selbstdistanz einzunehmen, hebt in keinster Weise das Vorhandensein derartiger Zustände auf. Die moralische Relevanz eines Interesses beruht somit ausschließlich darauf, daß der moralisch Agierende dessen Vorhandensein an dem Wesen, das von seinen Handlungen möglicherweise betroffen ist, erkennt (respektive erkennen kann, denn ein bewußtes Nicht-Erkennen-Wollen muß ausgeschlossen werden) und nicht, daß dieses Wesen selbst es erkennt.

Wenn später von einer „Güterabwägung" zur Bestimmung der sittlichen Richtigkeit der Handlungen, die nicht-menschliche Wesen betreffen, die Rede ist, so wird dort geklärt werden müssen, ob, und wenn ja, wie Menschen ein Zugang zu deren „objektiven Interessen" möglich ist (vgl. Abschnitt 5.1.1.2).

Die These der analogen Bedeutung von „erkennen" und „bewerten" im subhumanen Bereich entspricht weitgehend dem begrifflichen Repertoire von Ethologen, die ebenfalls von „angestrebten" und „positiv bewerteten" Zielen tierischer Handlungen reden (MARTIN, 1996). In einem weiteren Sinne kann auch das sonnenorientierte Wachsen einer Pflanze als „Erkennen" der als wichtig „bewerteten" Lichtquelle und anschließendes Streben nach derselben interpretiert werden.

3.7.2.2 Strebungen

Die Objekte, an denen ein Individuum Interesse hat, werden nach Erkennung und Bewertung „angestrebt". Somit stehen Interesse und Streben in einem untrennbaren Zusammenhang - sie sind allerdings nicht als Synonyme zu verstehen.

Es ist beispielsweise durchaus vorstellbar, daß ein Wesen an etwas Interesse hat und es dennoch nicht anstrebt, beziehungsweise nicht anstreben kann - wie beispielsweise ein hungriger Hund mit eitriger Alveolitis durchaus Interesse an einem vollen Futternapf hat, diesen aber aufgrund seiner Schmerzen nicht sichtbar anstrebt. Der umgekehrte Fall ist jedoch aufgrund einer einseitigen Kausalität ausgeschlossen - jedem Streben liegt notwendig ein Interesse zugrunde - Interessen sind somit konstitutiv für Strebungen.

Ein erkenntnistheoretisches Grundproblem liegt nun in dem Faktum begründet, daß ein *direkter* Nachweis von Interessen bei Wesen, mit denen keine sprachliche Kommunikation möglich ist, nicht gelingen kann. Während sich das Interesse eines zahnkranken und hungrigen Menschen an Nahrungsaufnahme leicht durch Fragen wie „Würdest Du gerne etwas essen?" direkt aufweisen läßt, ist dies im Falle des Hundes nur indirekt über vergleichende Beobachtung möglich. Strebungen hingegen sind im Gegensatz zu Interessen nicht ausschließlich subjektverhaftet, sondern besitzen als objektbezogene Verhaltensweisen eines Individuums eine mehr oder weniger deutliche Umweltwirkung, die auch von einem Anderen beobachtet werden kann. Man kann Strebungen in verschiedene Ebenen differenzieren (WILLWOLL, 1992), so daß man zu folgender Übersicht gelangt:

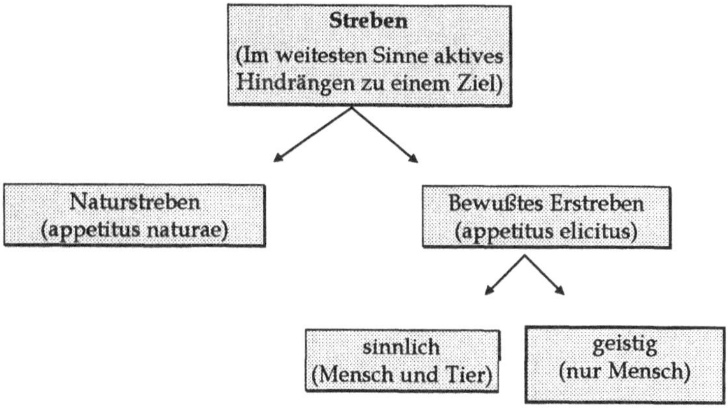

Abbildung 4: Einteilung der Strebungen

In einem weitesten Sinne kann Streben (*appetitus, Tendenz)* als ein aktives Hindrängen zu einem Ziel bezeichnet werden, das nicht vom Vorhandensein eines Bewußtseins abhängig ist und so jedem aktiven Sein zukommt. In einem engeren Sinne wird ein Naturstreben (*appetitus naturae*) von einem bewußten Erstreben (*appetitus elicitus*) unterschieden. Das klassische Beispiel für den *appetitus naturae* ist eine wachsende Pflanze, deren Wurzeln in das Erdreich streben, um dort Nährstoffe und Wasser aufzunehmen, während die oberirdischen Strukturen ihr Wachstum in der Regel nach der Sonne ausrichten.

Der *appetitus elicitus* stellt ein bewußtseinsabhängiges Streben dar und kann erneut in zwei Kategorien unterteilt werden, wobei in der ersten die Ziele des Strebens nur sinnlich, in der zweiten auch geistig erkannt werden. Sinnliches Erkennen ist hierbei allen höheren Tieren, die über entsprechende anatomische Strukturen verfügen, möglich, während geistiges Erkennen aufgrund der hierzu nötigen rationalen Kompetenz dem Menschen vorbehalten ist.

3.7.2.3 Güter

Streben ist durch seine Zielgerichtetheit charakterisiert. Die (nicht notwendig materiellen) Objekte, die seiner Orientierung zugrunde liegen, werden im folgenden als „Güter" bezeichnet. Dies trägt dem Umstand Rechnung, daß Individuen nur Dinge oder Zustände anstreben, die für sie von irgendeiner Weise als positiv, „gut" bewertet werden. Eine gängige Bestimmung der Güter des Menschen findet sich bei KLEINHAPPL (1992):

> „Güter sind Dinge, die angestrebt werden, weil sie dem Menschen Erhaltung, Ergänzung oder Erfüllung seines Wesens bieten oder versprechen."

Anzumerken ist noch, daß selbstverständlich bei der Bewertung ebenso wie bei der Erkennung des Ziels keine Irrtumsfreiheit garantiert ist - der Verdurstende in der Wüste kann beispielsweise eine irreale Oase anstreben, die er nicht als Luftspiegelung erkannt hat, während ein Kettenraucher die Zigaretten zwar richtig erkennt, aber hinsichtlich ihrer Einstufung als „gut" irrt. Daraus wird ersichtlich, daß das Streben alleine nicht konstitutiv für die

Charakterisierung eines Zieles als „Gut" sein kann. Inwieweit beide zusammenhängen und wann sittlich relevante Güter vorliegen, wird an späterer Stelle noch ausführlicher dargelegt werden (vgl. Abschnitt 5.1.1).

Da Tieren die Ebene des rein geistigen Strebens, auf der Ziele auch in ihrer Beziehung zu künftigen Akten oder Zielen bewertet werden können, nicht zukommt, definiert die Phänomenologie der Achtung ihre Güter wie folgt:

> Tierische Güter sind Dinge oder Zustände, die vom Indivduum angestrebt werden, weil sie aktuell als lebenserhaltend oder -verbessernd erkannt werden.

3.7.2.4 Erkenntnistheoretischer und sittlicher Rang der Begriffe

In der hier vorliegenden Arbeit wird zunächst davon ausgegangen, daß allen Naturgegenständen, für die der positive Aufweis von Interessen gelingt, ein moralischer Status zuerkannt werden muß. Derartige Entitäten sind nicht rein passive Bestandteile einer physikalischen Naturordnung, sondern besitzen durch ihr aktives Umweltverhältnis einen impliziten Eigenwert, der unabhängig von menschlicher Setzung existiert und durch menschliche Handlungen nicht beliebig geschädigt werden darf. Aufgrund der angesprochenen erkenntnistheoretischen Beschränkungen gilt das Vorhandensein aufweisbarer Strebungen als Nachweis für korrespondierende Interessen. Somit ist zwar den Strebungen der erkenntnistheoretische Primat einzuräumen, von sittlicher Relevanz sind hingegen die Interessen selbst, respektive die mit ihnen korrespondierenden Güter, die man auch als „Werte" bezeichnen kann. Die bloße Berücksichtigung der Strebungen oder Interessen von Wesen, die durch unsere Handlungen betroffen werden, ist hingegen für die Beurteilung der sittlichen Richtigkeit relativ fruchtlos, da sich hieraus nur eingeschränkt Normen entwickeln lassen. Wenn man sich beispielsweise damit auseinandersetzt, welche Handlungen das Interesse anderer Menschen an ihrer Gesundheit bestmöglich berücksichtigen, so läßt sich dies nur daran bemessen, ob bestimmte hierzu erforderliche Güter - wie Nahrungsmittel oder Medikamente - realisiert werden. Das abstrakte Berücksichtigen von Interessen oder Strebungen hingegen bleibt für die Normenfindung notwendig ergebnislos, da der Umweltbezug dieser subjektverhafteten Kategorien nicht berücksichtigt wird.

Eine nähere Auseinandersetzung damit, wie man Güter erkennt, kategorialisiert und als Basis für sittliche Normen berücksichtigt, erfolgt später (vgl. Abschnitt 5.1), da diese Frage für die Begründung des moralischen Status von Tieren nur eine nachgeordnete Rolle spielt. Zunächst muß geklärt werden, ob - und wenn ja, warum - die Güter von nicht-menschlichen Wesen überhaupt in unsere moralischen Überlegungen integriert werden müssen.

3.7.3 Die moralische Gemeinschaft

3.7.3.1 Der moralische Status für alle Lebewesen

Die bislang vorgestellten und kritisierten philosophischen Konzeptionen zum Verhältnis von Mensch und nicht-menschlichen Naturgegenständen erkennen mehrheitlich nur denjenigen Wesen einen moralischen Status zu, bei denen sich ausgewählte, inhaltlich festgelegte Eigenschaften aufweisen lassen - so beispielsweise die Vernunftfähigkeit im klassischen Anthropozentrismus, das Lebendigsein im radikalen Biozentrismus oder die Fähigkeit zur Schmerzempfindung im Pathozentrismus.

Von derartigen Ansätzen unterscheidet sich die Phänomenologie der Achtung insofern, als sie davon absieht, bestimmten Einzeleigenschaften einen derart hohen Stellenwert einzuräumen, denn aus einem solchen Vorgehen ergeben sich zwei grundlegende Schwierigkeiten: Zum einen muß begründet werden, mit welchem Recht gerade eine oder mehrere konkrete Bestimmungen eines Wesens für dessen Status als Objekt der Sittlichkeit relevant sein sollen, während andere „außen vor" bleiben; zum anderen sind bei den meisten dieser Eigenschaften die dargelegten erkenntnistheoretischen Schwierigkeiten unvermeidlich - die Unfähigkeit eines Tieres zum Vernunftgebrauch bleibt letztlich ebenso unbewiesen wie dessen subjektive Schmerzempfindung. Eine Ausnahme zumindest hinsichtlich des erkenntnistheoretischen Dilemmas bilden die Grundannahmen des Holismus und des radikalen Biozentrismus: Sowohl die reine physische Existenz eines Objekts als auch die Lebensfähigkeit einer organischen Struktur sind auf der Basis einer Erkenntnistheorie, die die Möglichkeit einer wahrheitsfähigen Realitätserkenntnis bejaht, offenkundig einem zweifelsfreien positiven Nachweis zugänglich. Da die modernen Naturwissenschaften unter dieser Prämisse des erkenntnistheoretischen Realismus operieren (BARROW, 1996, S. 38) und operieren müssen, um nicht ihre eigene Gültigkeit in Frage zu stellen, wird sie in dieser Arbeit ohne nähere Erörterung vorausgesetzt.

In der Phänomenologie der Achtung gilt als „Eintrittskarte" zur moralischen Gemeinschaft nicht „Leben" an sich, da sich dies immer nur an konkreten raum-zeitlichen Individuen verwirklichen kann. Vielmehr besitzen diejenigen Wesen einen moralischen Status, die über die zunächst inhaltlich unbestimmte Fähigkeit verfügen, Strebungen aufzuweisen, und denen deshalb Interessen und Güter zuerkannt werden müssen. Es wird sich zeigen, daß ein derartig sittlich relevantes Streben ausschließlich bei lebenden Organismen aufgewiesen werden kann.

3.7.3.2 Strebungen lebender Organismen als Basis des moralischen Status

Offenkundig existieren neben dem jeweiligen moralischen Akteur andere Wesen, die unabhängig von dessen positiver Setzung in sich werthafte Existenzen darstellen, deren willkürliche Schädigung sittlich falsch ist. Die Grundfrage einer normativen Ethik, ab wann ein Wesen einen derartigen Eigenwert besitzt, kann für die hier vertretene Position wie folgt beantwortet werden: Nur Wesen, denen eine *aktive* Auseinandersetzung mit der Umwelt, deren Ursprung im Subjekt selbst angesiedelt ist, möglich ist, stellen Existenzen dar, die für sich selbst schützenswert sind. Alle anderen Naturobjekte sind als Produkte von Zufall und Notwendigkeit zwar notwendige Existenzvoraussetzung dieser Wesen, aber nicht in sich selbst werthaft. Eine ausführliche Darstellung der Philosophie des Zufalls kann an dieser Stelle nicht geleistet werden, sie findet sich bei ERBRICH (1988).

Streben im weitesten Sinne wurde bereits als jedes *aktive* Hindrängen zu einem Ziel definiert und ist die Möglichkeitsbedingung jeder Auseinandersetzung mit der Umwelt. In der Grundform läßt es sich bereits bei den einfachsten einzelligen Organismen beobachten. Exemplarisch seien die Aufnahme von Nahrungsbestandteilen durch Phagozytose, die sich mikroskopisch leicht darstellen läßt, oder aber die Fähigkeit vieler Bakterien, sich durch Reize bedingt im Rahmen von Chemo-, Thermo-, Osmo-, Photo und Aerotaxis aktiv zu bewegen (ROLLE, 1984, S. 614), genannt. Eine Vielzahl weiterer empirisch nachweisbarer Tatsachen stützt die Annahme, daß bereits Prokaryonten zu aktivem Streben befähigt sind - man könnte sogar so weit gehen, den Erwerb von Antibiotikaresistenzen durch Plasmidtransfer bei einigen Bakterienstämmen als ein Streben nach Schadensvermeidung zu interpretieren, wobei derartige Spekulationen zwar interessant, aber zunächst überflüssig sind. Für den Erhalt des moralischen Status ist nicht ausschlaggebend, wie viele dieser Strebungen sich an einem Objekt nachweisen lassen, denn streng genommen reicht bereits der positive Aufweis einer einzigen aus. Diese muß jedoch eine qualitative Abgrenzung zu den Naturgegenständen ohne direkte moralische Relevanz zulassen.

Nach allen derzeit verfügbaren naturwissenschaftlichen Erkenntnissen findet eine aktive Auseinandersetzung mit der Umwelt nur bei lebenden Strukturen statt. Um nun nicht der methodischen Schwierigkeit zu erliegen, die zur Begründung des moralischen Status notwendigen Strebungen für jede einzelne biologische Art separat aufweisen zu müssen, wird die These aufgestellt, daß *allen* Organismen, die sich unter semikonservativer Replikation von DNA-Molekülen vermehren, eine Form des Strebens gemein ist, die sich von scheinbar zielgerichteten Prozessen in der unbelebten Natur qualitativ unterscheidet. Bei diesem Streben handelt es sich um das des *individuellen* Organismus, eine Vollform zu erreichen, die eine Vielheit unterschiedlicher Strukturen zu einer sinnvollen Ganzheit vereinigt, wobei diese Ganzheit als „ein in sich geschlossenes System von Strukturen und Funktionen, ..., von denen *jede mit jeder in ursächlicher Wechselwirkung steht* und deren Wechselwirkung auf die *Erhaltung* ihrer wechselseitigen Beziehungen und damit auf die Erhaltung des Systems als gestalteter Ganzheit hinausläuft" (LORENZ, 1992, S. 149), zu verstehen ist. Diese kann im Unterschied zu der strukturellen Ganzheit unbelebter Strukturen nicht mehr durch die Summierung der einzelnen Bestandteile und deren naturgesetzlich determinierter Wechselwirkungen alleine erklärt werden. Lebewesen, d.h. Naturgegenstände, die über die folgenden fünf Grundeigenschaften verfügen (KOLTERMANN, 1994, S. 97 ff.):

1. Vorhandensein eines Stoffwechsels, d.h. die Fähigkeit, Stoffe aus der Umwelt aufzunehmen, sie in Bau- und Energiestoffe umzuwandeln sowie Abfallprodukte wieder abzugeben;
2. Fähigkeit der Selbstreproduktion; die Art bleibt erhalten; die Fortpflanzung bringt möglichst gleichartige Individuen hervor (identische Reduplikation);
3. Aufweis einer gewissen Variabilität in der Selbstreproduktion = Mutagenität;
4. Reizbarkeit (Beeinflussung durch die Umwelt und Reaktion durch den Organismus);
5. Beweglichkeit (Mobilität), Ortswechsel bei Tieren, aber auch bei Pflanzen durch Samen, Ausläufer, Ableger etc.

besitzen durch ihre implizite Ganzheit den Charakter eines „Selbstseins" (SPAEMANN und LÖW, 1991, S. 296), der so unbelebten Strukturen nicht zugesprochen werden kann. Dieses Selbstsein bildet auch die Grundlage einer spezifischen Individualität, die sich so nur in der belebten Natur aufweisen läßt.

3.7.3.3 Ablehnung des strengen genetischen Determinismus - der prinzipielle Unterschied zwischen belebter und unbelebter Natur

Es muß erwähnt werden, daß die These der nicht restlos naturgesetzlich erklärbaren Ganzheit lebender Organismen in Widerspruch zu einem strikten genetischen Determinismus steht, der nach wie vor von einigen Naturwissenschaftlern vertreten wird. Es ist seit der DNA-Strukturaufklärung und der Entschlüsselung des genetischen Codes allgemein anerkannt, daß Aufbau und Physiologie aller bekannter Lebewesen dem Einfluß genetischer Faktoren unterliegen. Allerdings ist dieses Faktum nicht gleichzusetzen mit der Grundaussage des genetischen Determinismus, die behauptet, daß Organismen *gänzlich* genetisch programmiert sind und somit aus der Kenntnis der Zusammensetzung ihrer DNA erklärt werden können. Der berühmteste Vertreter einer solchen

Auffassung ist Richard DAWKINS mit dem Werk „Das egoistische Gen" (1994), in dem alle Lebewesen - inklusive des Menschen - zu bloßen „Überlebensmaschinen" für die in ihnen enthaltenen Gene reduziert werden. Könnte diese These Gültigkeit beanspruchen, so wäre die Grundlage der Phänomenologie der Achtung hinfällig - individuelle Organismen wären dann doch hinreichend aus der Summe ihrer Teile begreifbar, und es wäre kaum möglich, für sie einen prinzipiell anderen Stellenwert als für unbelebte Materie zu postulieren.

Zunächst stellt sich die Frage, ob es nicht auch unbelebte Naturgegenstände gibt, die vergleichbare Umweltbezüge wie Lebewesen besitzen. Schließlich zeigt eine nähere Betrachtung, daß augenscheinlich auch rein anorganische Strukturen existieren, bei denen aktives Streben beobachtet werden kann und die sich als sinnvoll gefügte Ganzheiten darstellen. Als Beispiel hierfür können wachsende kristalline Strukturen angeführt werden. Worin besteht nun der moralisch ausschlaggebende Unterschied zwischen einem Salzkristall, der sich durch Verdunstung von Meerwasser in einer Felsvertiefung für jeden sichtbar bildet - und sogar wächst - und einem einzelligen Lebewesen, das ohne Mikroskop nicht einmal gesehen werden kann?

Der Salzkristall kann trotz eines gewissen ästhetischen Wertes hinreichend aus seinen Einzelbestandteilen erklärt werden. Er ist nicht mehr und nicht weniger als ein Produkt von Zufall und Notwendigkeit - zufällig sammelte sich bei hoher Außentemperatur stark NaCl-haltiges Wasser in einer Felsrinne, und die allgemein gültigen physikalischen Grundgesetze führten anschließend notwendig zur Ausbildung eben dieser Struktur. Dabei wird die Bildung eines Salzkristalls immer nach denselben Gesetzmäßigkeiten ablaufen - egal zu welcher Zeit und an welchem Ort dieser Erde. Variationen sind hierbei nicht denkbar, es sei denn, man nimmt hypothetisch an, daß sich die Bindungseigenschaften von Natrium- und Chloratomen grundsätzlich ändern könnten. Die Strebungen, die sich an diesen Strukturen beobachten lassen, erfordern keine koordinierte Eigenaktivität der Bestandteile, die Moleküle „zielen" nicht auf das Erreichen eines bestimmten Bindungszustandes ab, sondern erreichen diesen zwangsläufig durch ihre atomare Struktur.

Im Gegensatz zu dem Salzkristall erscheint es bei dem heutigen molekularbiologischen Kenntnisstand nicht einmal für die einfachsten Lebensformen wie Bakterien oder Blaualgen möglich zu sein, den gesamten Aufbau des Individuums auf die Wirkung der Gene zurückzuführen. Auch ist die Ganzheit einer zellulären Struktur völlig anderer Art als die eines Kristalls. Bricht man von diesem ein Stück ab, so erhält man zwei völlig neue Kristalle, die jeder für sich wieder „ganz" sind, d.h. eine Einheit bilden. Vergleichbares ist bei einer Zelle, die nicht zufällig eine Mitose vollzieht, nicht möglich. Würde man diese in der Interphase in zwei Hälften zerschneiden, so stünde man - bildlich gesprochen - vor zwei Trümmerhaufen, die jede Fähigkeit des Ausgangswesens zu einem aktivem Umweltverhältnis verloren haben.

Gegen die Annahmen des strengen genetischen Determinismus spricht eine Vielzahl empirisch aufgewiesener Tatsachen. Für Protozoen kann er durch das Faktum, daß diese Organismen sich im Lauf der Evolution immer wieder aktiv einer Umgebung angepaßt haben, an deren Veränderung sie selbst ausschlaggebend beteiligt waren (GUTMANN und EDLINGER, 1994), angezweifelt werden. Bei Wirbeltieren scheitert ein strenger Determinismus unter anderem an der Tatsache, daß für das zentrale Nervensystem als gesichert gelten kann, daß die Erfahrung des individuellen Subjekts auf die neuronale Verschaltung einwirkt und für die strukturelle Differenzierung bestimmter Hirnbereiche unumgänglich ist - zudem übersteigt die Zahl der Synapsen restlos die Kapazität des genetischen Informationsspeichers (KUMMER, 1991, 1994).

Somit kann aus heutiger naturwissenschaftlicher Sicht mit Sicherheit festgestellt werden: Auch nach einer exakten Analyse, aus welchen Mengen welcher Elemente ein primitiver Einzeller aufgebaut ist, besteht keinerlei Möglichkeit, ihn komplett *in vitro* zu synthetisieren. Individuelle Organismen sind also sinnvoll gefügte Ganzheiten, deren Existenz aus der Kenntnis der einzelnen Bestandteile und grundlegender Gesetze alleine nicht hinreichend erklärt werden kann.

Ob man zur naturphilosophischen Untermauerung dieser These die starke und nicht falsifizierbare Voraussetzung eines naturteleologischen Ansatzes benötigt, der ein in der Natur wirkendes finalistisches Prinzip voraussetzt, kann hier nicht ausführlich erörtert werden. Allerdings lassen sich durchaus starke Argumente für die Bestimmung der Zweckursache als „das, was alles Fragen im Prinzip möglich macht", finden (DAVIS, 1996). Sie avanciert für DAVIS zur Möglichkeitsbedingung jeder die Natur befragenden Wissenschaft und die generelle Zurückweisung finalistischer Annahmen durch die modernen Naturwissenschaften kann als immanenter Widerspruch gedeutet werden: „Warum haben wir ein Recht, von der Welt zu erwarten, daß sie sinnvoll ist? Wenn wir ein solches Recht nicht haben, warum richten wir aber dann Fragen an sie?" (DAVIS, 1996). Angemerkt sei, daß auch Prinzipien wie das der „Arterhaltung" im Sinne von Konrad LORENZ (1992, S. 151) eine Finalität implizieren.

Derzeit wird eine Vielzahl unterschiedlicher Hypothesen diskutiert, die zu erklären versuchen, wie bei der Entstehung von Lebewesen genetische Information und sonstige, unbekannte Faktoren zusammenwirken, wie beispielsweise die Theorie der „morphischen Felder" von SHELDRAKE (1993). Auch hier wird aber davon ausgegangen, daß „Lebewesen eine Art implizite Ganzheit [haben], die der tatsächlichen materiellen Struktur übergeordnet ist" (SHELDRAKE, 1993, S. 106).

Eine weitere begründungsrelevante Alternative zur Naturteleologie könnte ein „Molekulardarwinismus", wie ihn der Physiker und Philosoph Bernd-Olaf KÜPPERS erörtert, darstellen, auf dessen Grundaussage (KÜPPERS, 1990, S. 261):

> „Ziel und Zielgerichtetheit stehen bei einem biologischen Selbstorganisationsprozeß in einem unauflösbaren rückkoppelnden Bezug zueinander. Naturgesetzlich erklären läßt sich daher nur das *Dasein* biologischer Strukturen, nicht aber ihr *Sosein*. Das *Sosein* spiegelt die historische Einzigartigkeit lebender Systeme wider und entzieht sich prinzipiell einer naturgesetzlichen Beschreibung"

sich auch der gemäßigte Biozentrismus als inhaltliche Basis der Phänomenologie der Achtung aufbauen ließe.

3.7.3.4 Individuen als Träger des moralischen Status

3.7.3.4.1 Der Individualitätsbegriff

Wie aus der obigen Definition von „Interesse" hervorgeht, ist dieses immer an ein Individuum gebunden. Träger des moralischen Status sind also immer individuelle Wesen und nicht etwa abstrakte Einheiten wie ganze Tier- oder Pflanzenarten, eine Annahme, aus der wichtige Konsequenzen für die Deduktion der Normen folgen werden.

Die Begründung dieser These liegt auf der Hand: Es ist durchaus möglich, Strebungen einzelner Lebewesen zu erkennen und in die moralischen Erwägungen einzubeziehen. Hierzu bedarf es in der Regel keiner großen Spekulationen, welche Umweltbedingungen „wertvoll" sind, vielmehr ist in der Regel ein aufmerksames Hinsehen im Sinne des „phänomenologischen Analogieschlusses" (vgl. Abschnitt 5.1.1.2) ausreichend. Allerdings ist es ohne starke metaphysische Implikationen - wie beispielsweise die Annahme, Rudel oder Arten seien selbständige Existenzen und nicht nur Zusammenschlüsse vieler Individuen - unmöglich, *Ziele* ganzer Populationen oder gar Tierarten zu erkennen und so zur Basis moralischer Urteile zu erheben. Vielmehr gilt die richtige Einsicht von FEINBERG (1986): „Eine Vielzahl von Individuen kann als solche nichts annehmen, erwarten, wünschen oder erstreben". Selbst die oft propagierte „Arterhaltung" erhält ihren Sinn als Grundkategorie einer deskriptiven Biologie erst durch die zeitübergreifenden Beobachtungen und Interpretationen von Wissenschaftlern, die den arterhaltenden Charakter des Fortpflanzungsverhaltens individueller Organismen erkennen. Die weiterreichende Annahme, daß die Arterhaltung selbst von den Lebewesen als deren Träger bewußt erkannt und intendiert wird, muß jedoch abgelehnt werden.

Was aber ist nun genau unter einem Individuum als Träger des moralischen Status zu verstehen? Der Begriff „Individualität", der im Lateinischen „das Unteilbare" bezeichnet (DROSDOWSKI, 1989), ergibt als Basis einer ethischen Argumentation erst dort einen Sinn, wo die Unteilbarkeit des bezeichneten Objektes auf einer tatsächlich einzigartigen Ganzheit beruht, die in sich werthaft ist.

Nur hier kann davon ausgegangen werden, daß dem zunächst rein deskriptiven Terminus eine normative Konnotation innewohnt. Diese Art von Ganzheit ist in jedem lebenden Organismus konkretisiert, der aktiv an der Ausbildung seiner Individualität mitwirkt. Eine notwendige Bedingung zur Charakterisierung einer lebenden Struktur als Individuum stellt deren prinzipielle Unteilbarkeit dar.

3.7.3.4.2 Exkurs: Die Stellung isolierter Zellen und tierischer Embryonen

Die ethische Relevanz dieser Annahme läßt sich leicht anhand eines praktischen Beispiels verdeutlichen: Sowohl bei einer Maus als bei einzelnen embryonalen Stammzellen in einer Zellkultur handelt es sich unstrittig um lebende Strukturen. Individualität im ethisch relevanten Sinn besitzt allerdings nur das Tier, nicht die einzelne, isolierte Zelle. Somit unterliegen Handlungen, die die Maus betreffen, einer direkten Rechtfertigungspflicht, die in Bezug auf die embryonalen Stammzellen hingegen nicht.

Von besonderer Bedeutung für die Eingriffe, die notwendigerweise bei der Erstellung transgener Tiere vollzogen werden, ist nun, daß auch eine tierische Zygote das Individualitätskriterium noch nicht erfüllt. Obwohl sie alle relevanten genetischen Informationen für die Entwicklung eines Individuums enthält, können aus ihr noch - mit oder ohne menschliche Einwirkung - zwei oder mehrere „eineiige" Geschwister entstehen, die dann zu jeweils eigenständigen Individuen heranwachsen. Somit unterliegt beispielsweise die DNA-Mikroinjektion in den Vorkern einer Zygote - als isolierte Handlung betrachtet - keiner direkten Rechtfertigungspflicht - es handelt sich hierbei noch nicht um einen „Tierversuch" im eigentlichen Sinne.

Auf dieser Grundlage stellt sich die dringliche Frage, ab welchem Ereignis in der Handlungskette direkte Pflichten gegenüber dem gentechnisch veränderten Säugetier bestehen, was eng damit zusammenhängt, ab wann befruchtete Eizellen und die aus ihnen entstehenden Embryonen schützenswerte Existenzen darstellen.

In diesem Zusammenhang ist zu beachten: Hinsichtlich der gezielten Erbgutveränderung muß bei allen Zygoten, bei denen davon auszugehen ist, daß sie sich zu Individuen entwickeln werden, eine Rechtfertigung erfolgen. Die Tatsache, daß eine beabsichtigte Veränderung eines Wesens vor dem Beginn seiner individuellen Existenz erfolgte, hebt das Faktum nicht auf, daß eben diese individuelle Existenz Objekt der Handlung darstellt. Auch wenn beispielsweise die eigentliche DNA-Mikroinjektion kein Tierversuch ist, so kann sie nicht isoliert bewertet werden, wenn ihr Ziel die „Erstellung" gentechnisch veränderter Tiere ist. In praktischer Konsequenz ist es somit sittlich unzulässig, manipulierte Embryonen in synchronisierte Empfängertiere zu verbringen (und somit die Möglichkeitsbedingungen zur Entwicklung individueller Tiere zu schaffen), wenn zuvor keine Güterabwägung vollzogen wurde.

Anders stellt sich die Situation jedoch dar, wenn manipulierte Zygoten nie zu Tieren heranwachsen - bei derartigen Versuchsvorhaben besteht eine direkte Rechtfertigungspflicht lediglich in bezug auf die Embryonenspender. Handelt es sich hierbei um Schlachthofrinder, die nicht extra zur Eizellengewinnung getötet wurden, so kann auf keiner Stufe von einem „Tierversuch" im Sinne der anfänglich eingeführten Definition (vgl. Abschnitt 2.4.3) gesprochen werden.

An dieser Stelle muß darauf verwiesen werden, daß die hier vertretene Stellung des tierischen Embryos keine Aussage darüber zuläßt, wie Versuche an menschlichen Embryonen sittlich zu bewerten sind. Diese Diskussion würde den Rahmen der vorliegenden Arbeit sprengen - obwohl sich gerade bei der Auseinandersetzung mit transgenen Tieren die Frage nach der Zulässigkeit bestimmter humanmedizinischer Verfahren - wie der Keimbahngentherapie - in besonders dringlicher Weise stellt, da Tierversuche die Möglichkeitsbedingungen derartiger Eingriffe darstellen. Wie nicht zuletzt die Debatte um die Bioethikkonvention gezeigt hat, fehlt nach wie vor eine ausgearbeitete ethische Theorie um die Stellung und unsere Pflichten gegenüber *in vitro* in die Existenz gerufenen Menschen (van der BURG, 1996). Die hieraus resultierenden Fragen können somit beim heutigen Zeitpunkt bei weitem noch nicht als geklärt angesehen werden.

Im Vergleich zu den isolierten Zellen eines metazoischen Organismus haben einzellige Lebewesen ihre Individualität auf einer anderen Stufe. Sie ist bereits dann erreicht, wenn nach dem Hervorgehen aus der Mutterzelle die arttypische Vollform ausgebildet ist, weswegen hier eine Fortpflanzung durch Zweiteilung die moralisch relevante Individualität nicht aufhebt. Der Annahme von Konrad LORENZ, daß es wortlogisch betrachtet ein Widersinn sei, einen Einzeller, der sich täglich oder gar mehrere Male am Tag *teilt,* als ein Individuum, als ein *Unteilbares* zu bezeichnen (LORENZ, 1992, S. 148), wird in diesem Zusammenhang widersprochen.

Das Individualitätskriterium ist von einer hohen Praxisrelevanz für die Entwicklung handlungsanleitender Normen. Im weiteren Verlauf der vorliegenden Arbeit wird sich zeigen, daß viele anwendungsorientierte Ethikkonzeptionen für den Tierversuchsbereich - wie die von MAND (1995) oder PORTER (1992) - ihm jedoch keine ausreichende Bedeutung zuerkennen und somit teilweise unbegründbare Normen aufstellen.

3.7.3.5 Hierarchisierung innerhalb der moralischen Gemeinschaft

3.7.3.5.1 Steigende Individualität als Grundmaß der Hierarchisierung

Bislang wurde lediglich aufgewiesen, daß allen lebenden Organismen - vom einzelligen Bakterium bis hin zum Menschen - ein impliziter Eigenwert zuerkannt werden muß, da sie in qualitativ völlig anderer Weise als unbelebte Naturgegenstände Individuen darstellen, die eine Selbstentwicklung anstreben. Diese „erste" Strebung ist der „Schlüssel" zur moralischen Gemeinschaft, innerhalb derer aber nicht alle lebendigen Individuen eine gleichrangige Position einnehmen, wie das Albert SCHWEITZER forderte.

Im folgenden wird in Anschluß an RICKEN (1987) die These vertreten, daß den individuellen Lebewesen je nach der Höhe, die ihre Art in der Scala naturae einnimmt, ein steigender Eigenwert zukommt, was sich in den moralischen Pflichten, die der Mensch ihnen gegenüber hat, ausdrückt. Somit wird eine Stufung innerhalb der moralischen Gemeinschaft vorgenommen.

Diese Annahme geht offensichtlich mit unserer moralischen Intuition konform. Auf dieser nicht kritisch reflektierten Ebene nehmen wir alltäglich an, daß es durchaus wesentliche Unterschiede zwischen Bakterium und Pflanze, Tier und Mensch gibt. Auch viele Gedankengänge - wie der von Hans JONAS (1973), daß drei entscheidende Merkmale - Bewegungsfähigkeit, Wahrnehmung und Gefühl - Tier und Pflanze trennen, können als Beleg dieser These interpretiert werden. JONAS merkte ebenfalls an: „Immer ist das Komplexere das stärker Individuierte" (1973, S. 157), und stellte somit einen Zusammenhang zwischen Entwicklungshöhe und Individualität her, der hier aufgegriffen wird.

Es ist ein offenkundiges Resultat zweckfreier Betrachtung, daß Lebewesen sich im Laufe der Erdzeit - also der Evolution - immer mehr individualisiert haben, daß ihre Einheit zunehmend größer wurde (HAEFFNER, 1989, S. 25). Beispielsweise unterscheidet sich ein Schimpanse wesentlich mehr von einem Artgenossen als ein Schmetterling vom anderen. Dies läßt sich nicht nur auf der anatomischen Ebene - beispielsweise anhand einer deutlich individuellen Ausprägung der Gesichtsmuskulatur - aufweisen, sondern erstreckt sich gerade auch auf das Verhalten. Bei einem Schimpansen ist - wie bei den meisten höheren Säugetieren - der Anteil des strikt genetisch determinierten Instinktverhaltens zugunsten der Fähigkeit, zu lernen, d.h. sich aktiv der Umwelt anzupassen und diese in Rückwirkung zu formen, gesunken. Man könnte dies durchaus als evolutionäre Vorstufe der spezifischen menschlichen Freiheit interpretieren, die uns in Teilbereichen unseres Lebens eine völlige Loslösung von biologischen Zwängen ermöglicht. Zahlreiche beeindruckende Beispiele hierfür finden sich in historischen Gestalten, die soweit gingen, ihr Leben einer „Idee" zu opfern - Verhaltensweisen, deren Aufweis im Tierreich nicht gelang.

Es gibt also „unter den Seienden Seinsgradunterschiede", (WEISMAHR, 1991, S. 113) die sich bei Lebewesen in einer steigenden Individualität, einem steigenden „Selbstand" kundtun. So erleben wir zwar alle Lebewesen als Zentren einer eigenen Aktivität, aber zugleich erfahren wir, wenn auch in einer erkenntnistheoretisch unvermeidlichen Analogie zu unserer eigenen Existenz, daß diese in Relation zum Menschen abgestuft ist (WEISMAHR, 1991, S. 162). Diese Stufung der Werthaftigkeit verschiedenen organischen Lebens kann nicht auf eine rein positive, willkürliche menschliche Wertung und Setzung zurückgeführt werden. Es handelt sich vielmehr um ein System von in sich ungeteilt existierenden Wesen unterschiedlicher Komplexizität, das uns als Basis all unserer Wertungen und Entscheidungen vorgegeben ist.

3.7.3.5.2 Entgegnung des Haupteinwandes - Unmöglichkeit der Konkretisierung

Es soll an dieser Stelle nicht unerwähnt bleiben, daß sich von praktischer Seite einige wichtige Einwände gegen diese These formulieren lassen. Der schwerwiegendste dürfte folgender sein: Es mag sich bei Individuen, die evolutionär weit entfernten Arten angehören, leicht feststellen lassen, welches über eine ausgeprägtere Individualität verfügt. Daß der Selbststand eines Schmetterlings kaum mit dem eines Schimpansen verglichen werden kann, ist offenkundig. Wie aber ist zu verfahren, wenn es sich um mehr oder weniger nahe verwandte Arten handelt? Kann die These der Hierarchisierung beispielsweise beim Vergleich der verschiedenen Säugetierarten noch widerspruchsfrei aufrechterhalten werden? Ist die einzelne Ratte „höher" oder „niedriger" als der einzelne Hund anzusiedeln?

Den Einwand restlos zu klären dürfte ausgesprochen schwer sein, denn tatsächlich läßt sich in vielen Fällen eine scharfe Grenzziehung zwischen „höher" und „niedriger" nicht mehr beweisen. Dies ist allerdings nicht auf eventuelle Mängel der Theorie zurückzuführen, vielmehr geht diese Unschärfe auf die Natur des Evolutionsprozesses selbst zurück. Die logische Konsequenz der nahen Verwandtschaftsbeziehungen gerade bei höheren Säugetieren, die im Zentrum tierärztlichen Interesses stehen, lassen sich nicht leugnen und bedingen, daß oftmals eine individualitätsbezogene Gleichrangigkeit gefordert werden muß, die nicht unbedingt mit unserer Intuition konfom geht. Unter Absehung exakter ethologischer Analysen kann beispielsweise davon ausgegangen werden, daß Mäuse über wesentlich weniger Individualität verfügen als Ratten - was sich durchaus anhand der unterschiedlich hoch entwickelten Lernfähigkeit belegen läßt (SCHARMANN, 1995, WEIß et al., 1996). Somit sind Mäuse innerhalb der Hierarchisierung „unterhalb" von Ratten angesiedelt. Vergleicht man nun aber Ratten und Hunde, so kann das Ergebnis durchaus zweifelhaft ausfallen und die Individualität beider als gleichrangig erachtet werden. Daraus folgt, daß wir der individuellen Ratte wie dem individuellen Hund gegenüber zunächst dieselben Pflichten haben. Dies widerspricht zwar dem Alltagsempfinden - allerdings nicht deshalb, weil die grundlegende Argumentation falsch ist, sondern bedingt durch soziokulturelle Einflüsse auf die psychologischen Komponenten unserer Handlungsmotivationen. Ratten beispielsweise sind primär Schädlinge und Krankheitsüberträger - der Aufbau einer „Du-Beziehung" zu ihnen ist in den meisten Gesellschaften nicht akzeptiert. Anders hingegen werden Hunde eingeschätzt, die als älteste Haustiere einen besonderen kulturellen Stellenwert einnehmen und zu denen die meisten Menschen bereits in der Kindheit eine intensive „Du-Beziehung" aufbauen.

Wenn sich nun beispielsweise in einem Versuchsvorhaben die Alternative zwischen der Verwendung einer Ratte und der eines Hundes stellt, so sprechen zahlreiche „nachgeordnete" Gründe - wie die psychologische Belastung des Personals oder aber auch Kostenfaktoren - durchaus dafür, die Ratte zu wählen und sie so praktisch „unter" dem Hund anzusiedeln. Die These der gleichrangigen Individualität ist dadurch allerdings nicht aufgehoben.

3.7.3.6 Die Sonderstellung des Menschen

Die Phänomenologie der Achtung fordert innerhalb der hierarchisch geordneten moralischen Gemeinschaft eine Sonderstellung des Menschen, die über seinen Rang in der Scala naturae hinausreicht.

Diese Grundannahme stellt gerade für den Tierversuchsbereich eines der wesentlichsten Elemente dar und muß gegen den möglichen „Speziesismus-Vorwurf" verteidigt werden, dessen ursprünglichste Variante 1789 von Jeremy BENTHAM formuliert wurde (BENTHAM, 1970). Als philosophischer Begriff spielt der Neologismus „speziesistisch", für den gelegentlich auch das Synonym „spezistisch" verwendet wird, erst seit den 80-er Jahren unseres Jahrhunderts eine Rolle (BONDOLFI, 1989). Der Kern des Einwands besagt, daß die alleinige Zugehörigkeit eines Wesens zur Spezies Homo sapiens nicht hinreichend zur Begründung eines Sonderstatus ist, da biologische Fakten keine moralische Relevanz besitzen dürfen. Wenn die hier vertretene Position ethisch-wissenschaftlichen Kriterien genügen will, so darf sie die Frage, ob eine Sonderstellung des Menschen jenseits „speziesistischer" Argumente begründbar ist und falls ja, ob sie wirklich für *alle* Menschen angenommen werden kann, nicht ausklammern - auch wenn dies nicht der Ort für eine umfassende Auseinandersetzung mit diesem Problem sein kann. Zunächst seien zur Verschärfung der Fragestellung zwei Beispiele angeführt:

[A]: Herr Meier fährt mit dem Wagen weitab jeder Zivilisation durch die afrikanische Savanne, neben sich ein mit scharfer Munition geladenes Gewehr. Plötzlich entdeckt er ein schwer verletztes, bewußtloses Zebrafohlen auf der Straße.

[B]: Die äußere Situation ist dieselbe. Nur liegt dieses Mal statt dem Zebra ein ebenfalls schwer verletzter, bewußtloser Einsiedler auf der Straße, von dem Herr Meier zufällig weiß, daß er sich freiwillig aus der Gesellschaft entfernt hat und über keinerlei Angehörige oder Freunde verfügt.

In beiden Fällen kann Herr Meier das Zebra bzw. den Einsiedler erschießen, ohne dabei beobachtet zu werden. Auch die Beseitigung der Leichen stellt in der Wildnis kein Problem dar, so daß er eine rechtliche Verfolgung nicht zu befürchten braucht. Rein intuitiv würden wohl die meisten Befragten eine Erschießung des Zebras für zulässig halten, die des Einsiedlers hingegen nicht. Lassen sich für diese Differenzierung zwischen Mensch (der in diesem Fall noch dazu in die Kategorie der „human marginal cases" fällt) und Tier, die auch der gemäßigte Biozentrismus aufrechterhalten will, rationale Gründe benennen? Oder handelt Herr Meier wirklich nur aufgrund unreflektiert anerzogener speziesistischer Vorstellungen, wenn er den Einsiedler schont, das Zebra hingegen tötet? Ist das Vorhandensein von Fell und vier Beinen auch in dieser Theorie „versteckt“ ein ausschlaggebendes Kriterium?

Die Beispiele zeigen, daß wir offensichtlich eine moralische Intuition zugunsten des Speziesismus besitzen. Um diese auf eine rationale Basis zu stellen, muß es gelingen, einen Wesensunterschied zwischen Menschen und Tieren zu finden, der nicht auf rein äußerliche, „biologische“ Merkmale rekurriert, denn ein Speziesismus, der *ausschließlich* auf der Gattungszugehörigkeit eines Individuums basiert, erscheint in der Tat inakzeptabel (BIRNBACHER, 1994).

Eine ganze Disziplin, die „philosophische Anthropologie“ beschäftigt sich im Dialog mit Natur- und Sozialwissenschaften mit den Grundlagen unserer spezifisch menschlichen Existenz, die offenkundig nicht auf biologische Fakten reduziert werden kann. Hier kann nicht der Ort sein, alle Ergebnisse dieses Fachbereichs zu resümieren, vielmehr muß auf Spezialliteratur wie HAEFFNER (1989) verwiesen werden. Einige Argumente, auf die bei einer Begründung der Sonderstellung des Menschen innerhalb der moralischen Gemeinschaft zurückgegriffen werden kann, seien dennoch exemplarisch angeführt.

Bereits Arnold GEHLEN wies im Rekurs auf die Welt- und Umwelttheorien des Biologen UEXKÜLL auf einen der herausragenden Wesensunterschiede zwischen Mensch und Tier hin (GEHLEN,1986, S. 31 ff): Der Mensch *hat* seine Welt in einem völlig anderen Sinne als das Tier. Wo letzteres durch anatomische und physiologische Charakteristika wie Fell, spezifisch ausgeformte Extremitäten und Sinnesorgane sowie besondere Verhaltensweisen seiner Umwelt angepaßt ist, ist der Mensch zunächst „Mängelwesen“. Er verfügt über keine herausragenden Instinktleistungen, keinen natürlichen Witterungsschutz und unterliegt zusätzlich während einer extrem langen Säuglings- und Kinderzeit einer immensen Schutzbedürftigkeit. Diese Mängel sind aber der Grund dafür, daß der Mensch nicht einfach in seine Umwelt hineingestellt ist, vielmehr *hat* er seine Welt, er ist in einer qualitativ völlig neuen Art und Weise dazu befähigt, sie seinen Bedürfnissen aktiv anzupassen. Aus diesen Fakten kann zwar zunächst keine ethisch relevante Höherstellung begründet werden, aber sie liefern, wie GEHLEN selbst feststellt, „einen Strukturbegriff des Menschen, der *nicht* auf dem Merkmal des Verstandes, Geistes usw. allein beruht“ (1986, S. 33) und zumindest die häufig vertretende These, der Unterschied zwischen Mensch und Tier sei nur graduell, zu entkräften vermag.

Zu diesem Kriterium, das den Menschen als das Wesen, das Welt *hat,* Kultur ausbildet und somit Welt umformt, lassen sich alle weiteren spezifisch menschlichen Merkmale wie Vernunft, Fähigkeit zur Ausbildung eines abstrakten Sprachsystems usw. hinzufügen, auf denen ja bereits der klassische Anthropozentrismus aufbaute. Sie sind in ihrer Gesamtheit notwendige Voraussetzung, damit ein Wesen sich als moralischer Akteur qualifizieren kann, der die Notwendigkeit, sein Handeln bestimmten Normen anzupassen, erkennt und umsetzt. Diese Fähigkeit stellt ein zusätzliches Strukturmerkmal des Menschen dar, das nicht auf äußerlichen biologischen Merkmalen beruht, auch wenn zugestanden werden muß, daß bei unserem momentanen Kenntnisstand eine unaufhebbare Verbindung zwischen biologischer Menschlichkeit und Fähigkeit zum moralischen Verhalten angenommen werden muß, d.h. wir kennen keine nicht-menschlichen Wesen, die sich in vergleichbarer Weise als moralische Akteure qualifizieren. Eine Änderung dieser Situation läßt sich hypothetisch durch das Auffinden intelligenter extraterrestrischer Lebensformen denken und wird auch philosophisch diskutiert. Bis dahin ist jedoch unstrittig eine unvermeidbare, allerdings nur deskriptiv zu verstehende „speziesistische Konnotation“ (HAEFFNER, 1994) in der Idee der Menschenwürde und Menschenrechte enthalten.

Problematisch erscheint vielen, die gegen eine derartige Sonderstellung opponieren, daß es immer Menschen gibt, die über die unserer Spezies eigentümlichen, herausragenden Fähigkeiten aktuell nicht verfügen. Warum sollten auch sie, die doch wie Tiere zunächst „nur“ Objekte der Moral sind, dennoch über allen Tieren stehen?

Zunächst muß festgestellt werden, daß sich eine Vielzahl von Argumenten anführen läßt, die dafür sprechen, die Sonderstellung des Menschen auch auf die human marginal cases auszudehnen. Das vielleicht wichtigste pragmatische Argument ist wiederum die moralische Intuition. Es sei an das Beispiel der Konfliktsituation des Arztes erinnert, der nur das Leben eines Schimpansen oder eines Babys retten kann, das bei der Diskussion von Peter SINGER angeführt wurde (vgl. Abschnitt 3.6).

Das Baby ist zunächst wie der Affe „nur" Objekt der Moral, ein human marginal case. Auf der intuitiven Ebene ist der Konflikt einfach zu lösen - hier erscheint es selbstverständlich zulässig und sogar geboten, das Leben des Affen zu „opfern". Für die Mehrzahl der moralisch handelnden Menschen dürfte also auf dieser unkritischen Ebene der Moral die Sonderstellung aller Menschen Konsens finden. Dies hebt die Notwendigkeit einer näheren Untersuchung auf einer höheren, „kritischen" Ebene (HARE, 1992) nicht auf, aber es erscheint beinahe unmöglich, gegen diesen starken intuitven Konsens allgemein gültige Normen zu formulieren. Ein weiteres pragmatisches Argument findet sich bei BIRNBACHER (1995): Jeder Mensch ist von der Frage, ob seine Sonderstellung mit dem Erlöschen bestimmter biologischer Eigenschaften endet, direkt betroffen, denn er muß befürchten, möglicherweise selbst einmal durch Unfall oder Krankheit ein human marginal case zu werden. Dieses Faktum kann der Mensch rational begreifen - insofern ist er von einem Schicksal seiner „Gattungsgenossen" wesentlich gravierender mitbetroffen als das bei Tieren der Fall sein kann, die sich wahrscheinlich nicht als Angehörige ein und derselben Gattung denken können.

Auf der kritischen Ebene lassen sich diverse Zugänge zu dem Problem denken. Man könnte beispielsweise indirekt postulieren, daß die Gleichsetzung eines Säuglings oder eines komatösen Patienten mit einem Hund die Gefühle und Interessen der Angehörigen in unvertretbarer Weise verletzen würde, was ein durchaus schlagkräftiges Argument darstellt. Allerdings wäre unter dieser Prämisse bereits die Tötung eines neugeborenen Waisenkindes problematisch. Ebenfalls die Begründung über das hohe Gut der menschlichen Gemeinschaft samt ihren sozialen Grundstrukturen erscheint schlüssig. Wenn menschliches Leben in gleicher Weise behandelt werden darf wie tierisches oder pflanzliches, so besteht die Gefahr, daß traditionell hohe Werte wie das Solidaritätsprinzip auf dem Prüfstand stehen. Kommt erst einmal die Frage auf, warum man den komatösen Großvater für teures Geld in ein Intensivpflegeheim geben muß, wenn man ihn auch direkt euthanasieren kann, wanken die Grundprinzipien der „Mitmenschlichkeit". Eine intakte Sozialgemeinschaft, die ihrerseits für jeden einzelnen Menschen eine notwendige Möglichkeitsbedingung zur Ausbildung seiner Persönlichkeit darstellt, ist jedoch auf die Sicherung derartiger Grundprinzipien angewiesen.

Derart pragmatische Argumentationen sind für die Alltagsdiskussion unentbehrlich und keineswegs moralisch irrelevant. Dennoch muß die letztendliche Begründung der Frage gewidmet sein, ob die immer wieder im Brennpunkt der Diskussion stehenden Menschenrechte, die dem Schutz der menschlichen Würde dienen, wirklich kohärent für *alle* Menschen begründet werden können, und warum eine Ausweitung derartiger Rechte auf Tiere nicht möglich ist. Eine Klärung dieser Fragen kann hier nicht geleistet werden, allerdings führen HAEFFNER (1994) und SCHOCKENHOFF (1996) Argumentationen vor, die gerade hinsichtlich der human marginal cases eine rationale Lösung liefern.

3.7.4 Postulat der Achtung

3.7.4.1 Aufruf zur Achtung aller Lebewesen

Alleine die Feststellung, daß alle Lebewesen sinnvoll gefügte Ganzheiten darstellen, scheint nicht hinreichend, um ihnen einen moralischen Status einzuräumen. Was berechtigt zu der Annahme, daß wir uns einem Wesen gegenüber, „nur", weil es sich qualitativ von der unbelebten Materie unterscheidet, sittlich richtig zu verhalten haben? Lassen sich aus der zunächst rein deskriptiven Feststellung, daß alle Organismen mehr als die Summe ihrer Teile darstellen, ohne einen unzulässigen Schluß von Sein auf Sollen überhaupt ethische Normen als präskriptive Handlungsanweisungen entwickeln?

Die Rechtfertigungsstrategien der verschiedenen Autoren zu diesem Punkt sind ausgesprochen unterschiedlich. Ursula WOLF (1990) verwendet beispielsweise in Anlehnung an SCHOPENHAUER das „Mitleid" als Basis zur Ableitung der moralischen Verpflichtung. Bei Peter SINGER (1994) bindet die Annahme des verpflichtenden universalen Standpunktes an die Einhaltung der von hier aus als sittlich richtig erkannten Normen.

Warum wir aber einen derartigen Standpunkt einnehmen sollten, vermag er nicht ausreichend zu begründen. Gotthard M. TEUTSCH (1996) plädiert für eine „artübergreifende Humanität", die er auch in pluralistischen Gesellschaften für ein konsensfähiges Prinzip hält.

Zunächst unterscheiden sich ethische Normen von denen des positiven Rechtes dadurch, daß sie alle vom einzelnen Handelnden in dem Akt einer freien Entscheidung akzeptiert werden müssen. Ihre Gültigkeit basiert somit nicht ausschließlich auf der rationalen Komponente, die die Schlüssigkeit der Argumentation belegt, sondern ganz wesentlich auch auf der psychologisch erklärbaren Annahme und Bejahung. Eine Norm mag auf der kritischen Ebene einen maximalen Gültigkeitsanspruch besitzen - wenn kein Mensch dazu veranlaßt werden kann, dies anzuerkennen und sich dementsprechend zu verhalten, ist sie nutzlos. In der hier vorliegenden Konzeption wird nun eine These vertreten, die in gewisser Hinsicht mit Albert SCHWEITZERs „Ehrfurcht vor dem Leben" korrespondiert, ohne dieselben starken religiösen und metaphysischen Voraussetzungen zu machen. SCHWEITZER geht davon aus, daß die bloße Tatsache des Lebendigseins einer Struktur in uns - bildlich gesprochen - wie ein Schlüsselreiz einen Reflex auslöst: Das Empfinden von Ehrfurcht. Mag seine hierauf aufgebaute Ethik auch - wie oben dargelegt - nicht den erhobenen rationalen Anforderungen genügen, diese Grundannahme erscheint rein intuitiv von einer starken Plausibilität zu sein und wird deshalb aufgegriffen. Allerdings fungiert nicht „Ehrfurcht" als Schlüsselbegriff, da es sich hierbei um einen Terminus handelt, der lediglich eine innere Einstellung, eine Haltung bezeichnet, aus der sich keine unmittelbaren Konsequenzen für das Handeln ergeben. An seine Stelle tritt vielmehr der Begriff der „Achtung", der deutlich mehr als nur eine innere Einstellung bezeichnet. Die Aussage, ein anderes Wesen zu „achten", kann mehrere Bedeutungen haben: Neben der eher emotionalen Komponente des „Schätzens", die noch keine präskriptive Implikation besitzt, tritt im deutschen Sprachgebrauch auch das Element einer handlungslimitierenden Rücksichtnahme hinzu. Neben der normativen Komponente ist in der „Achtung" also auch eine präskriptive enthalten, wie es besonders deutlich aus zwei möglichen negativen

Umformulierungen ersichtlich wird: Jemanden „verachten", also negativ bewerten, und sich „unachtsam" verhalten, d.h. gegen die nötige Verpflichtung, die sich aus der Achtung ergibt, zu handeln.

In die philosophische Terminologie wurde der Begriff durch die Ethik von Immanuel KANT eingeführt, weshalb kurz darzulegen ist, inwieweit sich die „Achtung" innerhalb dieser Arbeit von der „Achtung" im kantianischen Sinne unterscheidet.

Für KANT war die bestimmende Ausgangsfrage, wie die reine praktische Vernunft selbst zum Motiv, d.h. zur Ursache von Handlungen werden kann. Er postulierte, daß das Sittengesetz selbst im Subjekt eine Achtung für sich erzeugt, d.h. Gegenstand und Ursache der Achtung sind identisch. Diese „echte Triebfeder der reinen praktischen Vernunft", die „uns die Erhabenheit unserer eigenen übersinnlichen Existenz spüren läßt" (KANT, 1990, S. 103), schließt die Idee der Achtung der sittlichen Persönlichkeit als Träger des Gesetzes mit ein, was sich in folgender Textpassage besonders deutlich ausdrückt (KANT, 1990, S. 102):

> „Das moralische Gesetz ist heilig (unverletzlich). Der Mensch ist zwar unheilig genug, aber die Menschheit in seiner Person muß ihm heilig sein. In der ganzen Schöpfung kann alles, was man will und worüber man etwas vermag, auch bloß als Mittel gebraucht werden, nur der Mensch, und mit ihm jedes vernünftige Geschöpf, ist Zweck an sich selbst. Er ist nämlich das Subjekt des moralischen Gesetzes, welches heilig ist, vermöge der Autonomie seiner Freiheit".

Tiere und andere nicht-vernunftbegabte Wesen hingegen können maximal Neigungen - oder sogar Liebe - in uns erwecken, nie jedoch Achtung (KANT, 1990, S. 89).

In Absetzung zu KANT wird „Achtung" im Sinne der vorliegenden Arbeit nicht durch ein Abstraktum wie das Sittengesetz ausgelöst. Vielmehr liegt dem Gedanken einer „Achtung alles Lebendigen" die Annahme zugrunde, daß die bewußte Wahrnehmung dessen, was bereits die kleinsten, einzelligen Organismen in ihren wohlkoordinierten Lebensvollzügen, die immer auch Selbstentwicklungen und Selbstvollzüge darstellen, leisten, in einem kritisch reflektierenden Menschen tatsächlich dazu führt, die Eigenwertigkeit dieser Wesen anzuerkennen und auch bewahren zu wollen. Achtung stellt somit ein subjektives, d.h. an das erkennende Subjekt gebundene Gefühl dar, wobei man den zugrundeliegenden Vorgang in Analogie zu menschlichen Sozialbezügen als ein „Angesprochen-Werden" des moralischen Subjekts durch die wahrgenommenen Organismen beschreiben kann. Selbstverständlich ist „sprechen" hierbei metaphorisch zu verstehen - wir finden selbst ein Bakterium, das wir bei hoher Auflösung im Lichtmikroskop beobachten, „ansprechend", d.h. seine nicht rein mechanistisch und deterministisch interpretierten Bewegungen lösen in uns etwas aus, das mehr ist als die faktisch wahrgenommenen Sinnesdaten und das nicht auf ein ästhetisches Gefühl reduziert werden kann.

Es mag auch möglich sein, derartige Implikationen aus der „Ehrfurcht" abzuleiten. Allerdings ist die normative, respektive präskriptive Komponente in „ehrfürchtig" eindeutig schwächer, d.h. die Integration der Berücksichtigung fremder Interessen in die eigenen Überlegungen bleibt hierbei bis zu einem gewissen Grad der Beliebigkeit des ehrfurchtempfindenden Subjekts überlassen. Im Gegensatz dazu ruft die *Achtung* des anderen als eigenständige, werthafte Existenz mich als Subjekt der Moral dazu auf, dieses nicht nur ehrfürchtig zur Kenntnis zu nehmen, sondern es nicht willkürlich zu schädigen und im Rahmen meiner Möglichkeiten auch in seiner Existenz zu fördern.

Unstrittig beruht die These der Achtung alles Lebendigen als Motivation zur sittlich richtigen Handlung auf der starken Voraussetzung einer „moralischen Evolution" (vgl. EDER, 1988). Hierunter ist die Annahme zu verstehen, daß die Gemeinschaft der moralischen Subjekte, ausgehend von einigen wenigen, überzeitlich gültigen Grundsätzen, diese im historischen Verlauf auf einen immer größeren Wirklichkeitsbereich überträgt. „Sprünge" in dieser moralischen Weiterentwicklung stellten dann beispielsweise die Abschaffung der Sklaverei, die „Entdeckung" der universalen Gültigkeit der Menschenrechte oder aber die Erlassung des ersten Tierschutzgesetzes dar.

Grundlegend für derartige Fortentwicklungen waren dabei weniger neu aufgefundene normative Prinzipien, sondern vielmehr gesteigerte Fähigkeiten der kognitiven Ebene; seit dem Beginn der Neuzeit vornehmlich genährt durch den Erkenntnisfortschritt der Naturwissenschaften. Mag es noch vor einigen Jahrhunderten durchaus vorstellbar gewesen sein, negroiden Menschen aufgrund äußerer Verschiedenheit die Zugehörigkeit zur menschlichen Gattung abzusprechen, so wurde dieses durch die Erkenntnisse der objektivierenden Humanwissenschaften wie Anatomie und Physiologie hinfällig und entsprechende Versuche zu Recht als Rassismus entlarvt.

Vergleichbar kann gegen die klassisch anthropozentrischen Theorien das Argument ins Feld geführt werden, daß zu Zeiten von DESCARTES und KANT noch nichts über DARWINS Evolutionstheorie oder die molekularbiologischen Grundlagen der Vererbung bekannt war. So stellte die Entschlüsselung der nahezu universalen Gültigkeit des genetischen Codes in den 60er Jahren den bislang spekulativen Charakter eines gemeinsamen Ursprungs aller Lebewesen auf eine völlig neue Tatsachenebene, und die Annahme eines harten kartesianischen Mechanismus für Tiere bei gleichzeitiger Betonung einer *grundsätzlichen* Verschiedenheit von Menschen kann seither nicht mehr aufrechterhalten werden.

3.7.4.2 Stellenwert des Postulats der Achtung

Es ist eine Illusion, anzunehmen, daß innerhalb einer normativen Ethik jeder Satz zur Normenbegründung direkt beweisbar ist, denn dieses Unterfangen ist unmöglich. Logik und Wissenschaftstheorie haben klargestellt, daß in jedem deduktiv arbeitenden System (und hierzu kann auch eine normative Ethik gezählt werden) eine variierende Menge von Grundaxiomen angenommen werden muß, die keinem direkten Beweis mehr zugänglich sind, denn andernfalls würde ein infiniter Regreß entstehen. Allerdings hebt die logische Unmöglichkeit der direkten Begründbarkeit die Forderung einer Plausibilität nicht auf. Man kann derartige Axiome entweder unverstanden aufstellen oder aber versuchen, sie „einsehbar" zu machen. „Einsehbare" Axiome werden oftmals auch als „selbstevident" charakterisiert, wie beispielsweise das Grundaxiom der Euklidischen Geometrie (SEIFFERT, 1971, S. 115):

> „Zu einer gegebenen Geraden kann es durch einen nicht auf ihr selbst liegenden Punkt in der Ebene nur *eine* Parallele geben",

der uns „intuitiv" als richtig erscheint.

Ob die Forderung, *alles* Lebendige zu achten, in diesem Sinne selbstevident ist, sei dahingestellt, für ihre Stellung als Grundaxiom ist dies auch keine notwendige Voraussetzung, denn die heutige Wissenschaftstheorie fordert dieses nicht mehr zwingend. Vielmehr sind „Axiome" als „willkürlich gesetzte, rein formal zu interpretierende Anfangssätze" (SEIFFERT, 1971, S. 117) definiert, die in jedem deduktiven Satzsystem unvermeidbar sind. Dennoch erscheint die Forderung, alles Lebendige zu achten, im Vergleich zu den Annahmen, die innerhalb der meisten anderen physiozentrischen Konzeptionen vorgenommen werden, einen höheren Grad an Plausibilität zu besitzen. Den wissenschaftstheoretischen Einsichten in die Problematik der Axiome wird dadurch Rechnung getragen, daß die Achtung aller Lebewesen als Ausgangspunkt der Phänomenologie der Achtung lediglich den Status eines Postulats einnimmt.

3.7.5 Resümee

Die Sonderstellung des Menschen in der moralischen Gemeinschaft, die man auch als das anthropozentrische Element in der gemäßigt biozentrischen Basis der Phänomenologie der Achtung bezeichnen kann, mag zu der Annahme verleiten, daß es sich prinzipiell doch um eine anthropozentrische Position handelt - was sich auch darin niederschlägt, daß die Pflichten gegenüber anderen Menschen einen höheren Stellenwert einnehmen als die gegenüber anderen Lebewesen (vgl. hierzu das „Modell der konzentrischen Kreise" unter 5.2.1.1).

Hierzu ist anzumerken, daß die Schematisierung der unterschiedlichen Theorien, wie sie bisher vorgestellt wurde, zwar zur Kategorialisierung ausgesprochen hilfreich ist, aber in ihrer Präzision auch Grenzen besitzt. So finden sich innerhalb des gemäßigten Biozentrismus eine Reihe anthropozentrischer Elemente, von der notwendigen „anthropozentrischen Brille", ohne die uns Welterkenntnis gar nicht möglich ist, bis hin zu dem Faktum, daß wir nur anderen Menschen eine Stellung als Subjekte der Moral einräumen - deren Existenz und Rang durch die Bezeichnung „Biozentrismus" keineswegs nivelliert werden soll.

Eine „scharfe" Trennung zwischen Anthropozentrismus und Biozentrismus kann aber nicht gelingen, denn trotz der absoluten Sonderstellung des Menschen beinhaltet die moralische Gemeinschaft alle Lebewesen - ist also biozentrisch organisiert. Die Position läßt sich wohl am treffendsten als „Chimäre" bezeichnen, in der eine Vielzahl unterschiedlicher Argumente zu einem Leitbild verschmolzen werden.

Derart „gemischte" Gedankengänge haben ihre Daseinsberechtigung aber nicht nur durch eine „ex-negativo-Begründung" - d.h. der gemäßigte Biozentrismus in der Phänomenologie der Achtung ist nicht nur deswegen „richtig", weil er versucht, die offenkundigen Schwächen der anderen Positionen zu vermeiden. Vielmehr ist es die uns vorgegebene, unumgängliche Komplexität der Lebenswelt, die es unmöglich erscheinen läßt, die Grundprobleme der Frage nach dem sittlich Richtigen in einem einzigen Hauptsatz zu beantworten - wie dies ein utilitaristischer Pathozentrismus versucht.

Je nach dem Blickwinkel, von dem aus man sich dem hier entwickelten Ansatz nähert, kann man verschiedene Pointierungen hervorheben. Ein Anthropozentriker mag sich an der Sonderstellung des Menschen festhalten und die Aufnahme der anderen Lebewesen billigend in Kauf nehmen - ein Pathozentriker hingegen mag neu überdenken, ob seine inhaltlichen Thesen wie die der Notwendigkeit eines intakten Großhirns sich wirklich aufrechterhalten lassen, während ein radikaler Biozentriker bei gleichem Geltungsbereich der moralischen Gemeinschaft die Grundlage seines weit gefaßten Gleichheitsprinzips reflektieren wird. Auch wenn die Letztbegründung des gemäßigten Biozentrismus in dieser Arbeit nicht hinreichend gelingen kann, bietet er zumindest als vermittelnde Position ein geeignetes Dach zu konsensstiftenden Diskussionen.

4 Die formale Bestimmung der sittlichen Richtigkeit

In den bisher erörterten Schritten wurde geklärt, warum Tiere in den Bereich des zu verantwortenden menschlichen Handelns gehören, womit aber noch keinerlei Bestimmung erfolgte, welche formalen Kriterien zur Beurteilung der sittlichen Richtigkeit von Handlungen, deren Objekt Tiere sind, zugrunde zu legen sind. Nachdem für Säugetiere, mit denen sich diese Arbeit vorrangig auseinandersetzt, in allen Theorien außer dem klassischen Anthropozentrismus, der in der heutigen Debatte eigentlich keine tragende Rolle mehr spielt, ein moralischer Status postuliert wird, verlagert sich die „moderne" Kernfrage des Tierversuchs weg von der Problematik, *ob* sich Tiere im Bereich menschlicher Verantwortung befinden, hin zu dem Themenkomplex, *wie* formal die sittliche Richtigkeit zu bestimmen ist

Die folgende Diskussion ist innerhalb der vorliegenden Arbeit von zentraler Bedeutung, da in dem dargestellten Widerstreit auch die Grundprobleme der Diskussion um die Zulässigkeit gentechnischer Verfahren verborgen sind, respektive auf ihn reduziert werden können. Aus diesem Grund wird die Kernfrage der ethischen Problematik gentechnischer Verfahren - ob der Mensch überhaupt berechtigt ist, Organismen auf dieser Ebene zu verändern - in diesem Kapitel erörtert.

Vereinfachend kann man innerhalb der moralphilosophischen Diskussion zwei unterschiedliche formale Rechtfertigungprinzipien unterscheiden, die als *deontologische* und *teleologische* Argumentationsstrategie bezeichnet werden (FUCHS, 1982). Bislang wurden diese Ansätze fast ausschließlich für den Bereich zwischenmenschlicher Handlungen diskutiert - was damit zusammenhängen mag, daß die Auseinandersetzung um den Stellenwert von Tieren noch relativ jung ist.

4.1 Deontologische Argumentation

Innerhalb deontologisch konzipierter Ethiksysteme werden *manche* Handlungen gänzlich unabhängig von ihren möglichen Folgen auf ihre sittliche Richtigkeit hin beurteilt. Es gibt hierbei Handlungen, die *in sich schlecht* sind und auf keinen Fall gerechtfertigt werden können - egal, welche Folgen aus dem Tun resultieren. Häufig angeführte Beispiele betreffen die absichtliche Tötung Unschuldiger, die Verletzung der menschlichen Würde oder bestimmte Handlungen im Bereich der Sexualmoral (vgl. hierzu SCHOCKENHOFF, 1996).

Interessant sind nun die möglichen Begründungen derartiger Handlungen, die sich in zwei Hauptgruppen einteilen lassen. Zum einen ist der Verweis auf „die Natur der Handlung" gebräuchlich - so ist Unkeuschheit deshalb unsittlich, weil sie gegen den „natürlichen Gebrauch" der Sexualität verstößt (FUCHS, 1982).

Zum anderen wird die Unsittlichkeit aus einer „mangelnden Berechtigung" des handelnden Subjektes abgeleitet, was traditionell vor allem das Gut des menschlichen Lebens betrifft. Verwendet wird dabei oft die vielzitierte Formel, Gott alleine sei der *Herr* des Lebens (FUCHS, 1982). Eine ausführlichere Darlegung dieser Begründungsansätze findet sich bei FUCHS (1982).

4.2 Teleologische Argumentation

Teleologische Ethikkonzeptionen lehnen die Annahme derartig in sich schlechter Handlungen ab - hier werden alle Handlungen ausschließlich von ihren (vorhersehbaren) Folgen her auf ihre sittliche Richtigkeit hin beurteilt.

Daß unter dieser Voraussetzung der Handlungsbeschreibung eine besonders starke Rolle zukommen muß, läßt sich leicht an folgendem Beispiel von VOSSENKUHL (1995) erläutern, das der Diskussion um die aktive und passive Euthanasie bei Menschen entstammt. Bei einem Bronchialkarzinom kann eine Analgesie mit Morphium leicht überdosiert werden und tödlich wirken. Wenn man *nur* das Ergebnis „Tod" betrachtet, ergibt sich kein Unterschied, ob die Überdosis absichtlich (z.B. durch einen Erbschleicher) oder unabsichtlich (z.B. durch eine versehentliche Unachtsamkeit des behandelnden Arztes) gegeben wurde. In diesem Beispiel spielt die Differenzierung zwischen motivierender und lediglich in Kauf genommener Handlungsfolge eine zentrale Rolle - für den Erbschleicher ist motivierende Handlungsfolge der Tod, für den Arzt hingegen die Schmerzlinderung.

4.3 Kritik der Deontologie

Die Frage, ob eine teleologische oder deontologische Argumentation die „richtige" Weise der Begründung normativer Sätze zum sittlich richtigen Umgang mit Tieren oder zu gentechnischen Verfahren ist, mag auf den ersten Blick ausgesprochen theoretisch und allzu philosphisch-akademisch erscheinen, als daß ihre Lösung für die Problembereiche praktische Relevanz besitzen könnte.

Eine nähere Analyse ergibt jedoch, daß hier das Kernproblem der Diskussion um die generelle Zulässigkeit beider Handlungsweisen liegt. Bezüglich des Tierversuches (respektive jeglicher Nutzung von Tieren - wie auch der Haltung zur Produktion von Lebensmitteln, zu sportlichen Zwecken etc.) dreht sich letztlich alles um die Frage, ob es umschreibbare Handlungen in Bezug auf nicht-menschliche Lebewesen gibt, die *als solche* so definitiv beurteilt werden können, daß alle weiteren erdenklichen Umstände und Zielsetzungen sittlich irrelevant bleiben. Nimmt man dies an, gelangt man zu Normen, die wie folgt lauten können:

> [A]: Jede gezielte Zufügung von Schmerzen, Leiden oder Schäden, die nicht im Eigeninteresse des betroffenen Tieres liegen, ist unzulässig.

Diese Position wird von einigen radikalen Tierschutzorganisationen vertreten - auch wenn es sich schwierig gestaltet, derartige Aussagen in wissenschaftlich zitierbarer Form vorzufinden. Die von verschiedenen Verbänden - wie dem „Bund gegen den Mißbrauch der Tiere e.V." (SOJKA, 1987, S. 60) - häufig geäußerte Forderung nach einem generellen gesetzlichen Verbot von Tierversuchen läßt sich jedoch in letzter Konsequenz wohl ebenso auf eine vergleichbare Norm reduzieren wie die These, Versuche an Primaten seien prinzipiell „unethisch" (GOODALL, 1995).

Hinsichtlich gentechnologischer Verfahren ergäbe sich eine analoge Formulierung:

> [A´]: Jeder technische Eingriff in das natürlich vorgegebene Erbgut eines Organismus ist unvertretbar.

Zunächst soll nur der allgemeine Tierversuch, d.h. Satz [A] betrachtet werden. Wenn man den Wahrheitsgehalt dieser These in

Frage stellen will, könnte man beispielsweise versuchen, eine *absolute* Gültigkeit zu widerlegen, indem man weitere Handlungsumstände in die Beschreibung aufnimmt und so ein Beispiel konstruiert, in dem die Norm offensichtlich nicht mehr bindend sein kann. Dies könnte durch folgende Feststellung geschehen:

> [B]: Die Attacke eines Hundes auf ein kleines Kind rechtfertigt das gezielte Zufügen einer Schädigung (in diesem Fall die Tötung) des Tieres, die nicht in dessen Eigeninteresse liegt.

Dieser Schwierigkeit würde ein Deontologe, der an der Grundaussage von Satz [A] unbedingt festhalten will, durch eine Erweiterung oder Umformulierung seines normativen Satzes zu entgehen versuchen:

> [C]: Jede gezielte Zufügung von Schmerzen, Leiden oder Schäden, die *nicht im Eigeninteresse* des betroffenen Tieres liegen, und durch die *nicht abnormales Verhalten* (in diesem Fall ein übersteigerter Aggressionstrieb) *verhindern werden soll*, ist unzulässig.

Auch gegen diesen normativen Satz könnte erneut mittels eines geeigneten Gegenbeispiels opponiert werden - wie der Konstruktion eines Dilemmas, in dem der Erhalt eines menschlichen Lebens nur durch die Tötung eines Tieres gewährleistet werden kann (der Verweis auf die Ernährungssituation vieler Eskimos dürfte gut geeignet sein). Es ist klar, daß in einer solchen Diskussion ein infiniter argumentativer Regreß durch immer neue Beispiele und Gegenbeispiele durchaus möglich ist - und die Beobachtung vieler öffentlicher Diskussionen beweist, daß sich dies in der Praxis tatsächlich vollzieht.

All diese Debatten verfehlen allerdings die Wurzel des Problems, die in den denkbaren Begründungen von Satz [A] liegt. Derartige deontologische Argumentationen müssen beweisen, daß Leben und Schmerzfreiheit eines gesunden Tieres *absolute* Werte sind, deren gezielte Verletzung durch das handelnde menschliche Subjekt ein *absolutes Übel* darstellt. Analoges gilt für gentechnische Verfahren bei Satz [A´], dessen Beweis voraussetzt, daß die „Integrität" eines Genoms einen ebenso absoluten Wert darstellt. Häufig wird hierbei jedoch ein argumentativer „Umweg" gewählt und beispielsweise die „Würde" des Tieres zu einem unverletzbaren Wert erklärt, der bei gentechnischen Verfahren zur Disposition steht. Dies findet sich beispielsweise in folgenden Aussagen (TEUTSCH, 1995, S. 55):

> „Tiere werden in ihrer Würde als Kreatur gefährdet oder verletzt, wenn ihr Anderssein als Tiere und ihr spezifisches Sosein sowie ihre Entwicklungsmöglichkeit nicht akzeptiert, sondern verändert wird. Dies betrifft neben gentechnischen Eingriffen z.B. auch ..."

„Absolut" ist in beiden Fällen im strengsten Wortsinn zu verstehen - es besagt, daß Relativität, d.h. Abwägung gegen andere weltliche Werte, in jeder denkbaren Situation unzulässig ist. Es lassen sich nur zwei Möglichkeiten denken, einen derartig absoluten Charakter von Satz [A] und [A´] zu begründen, und beide können widerlegt werden. Die erste zielt darauf ab, dem handelnden Menschen generell die Berechtigung zum Handlungsvollzug abzusprechen, die zweite erklärt, die Handlung des Tierversuchs - bzw. der gentechnischen Veränderung von Organismen - sei aus sich selbst heraus unzulässig.

4.3.1 Mangelnde Berechtigung des Menschen zum Tierversuch und zur gentechnischen Veränderung von Organismen?

Zunächst soll die Argumentation, die auf „mangelnde Berechtigung" des handelnden Subjektes abhebt, näher betrachtet werden. Sie muß sich auf eine übergeordnete Instanz berufen können, die die Legitimation des Menschen gegenüber dem Tier bzw. dem Erbgut aller Organismen einschränkt. Diese könnte ein metaphysisches Konstrukt wie „die Natur" sein. Häufig geschieht auch der argumentative Rekurs durch die Berufung auf Gott als den Herrn alles Lebens.

4.3.1.1 Die Berufung auf Gott als handlungslimitierende Instanz

Die Vorliebe von vielen Tierversuchs- oder Gentechnologiegegnern für diesen Argumentationsstrang dürfte wohl weniger auf einer Dominanz von Theologen in der Diskussion beruhen, sondern zumindest teilweise mit einer großen psychologischen Anziehungskraft dieses Ansatzes zusammenhängen. In einer allgemeinen Form kann man die Grundthese wie folgt darstellen (GLOY, 1996):

> „Da die göttliche Schöpfung für heilig gilt, ist es Pflicht, die Natur in ihrem Dasein und Sosein zu erhalten und zu schützen".

Hier kann und soll keine ausführliche Kritik der deontologischen Berufung auf Gott erfolgen. Allerdings muß angemerkt werden, daß zumindest innerhalb einer christlichen Lehre absolut unzulässige Handlungen in Bezug auf Tiere aus der Heiligen Schrift nicht begründet werden können. Entgegen landläufiger Meinungen liegt dies allerdings nicht am oft zitierten Herrschaftsauftrag aus der Schöpfungsgeschichte, der in einem größeren Kontext gesehen werden muß. Die Existenz all dessen, was ist, geht zwar einfachhin auf Gottes schöpferische Tat zurück, die Schöpfung ist aber nicht selbst „heilig", sondern als Raum der Anwesenheit Gottes zu sehen, innerhalb dessen der Mensch seine Heimat hat und eine Sonderstellung zwischen dem Schöpfer und seinen Mitgeschöpfen einnimmt (SCHMITZ P., 1989). Trotz historischer Fehlinterpretationen hebt also der Herrschaftsauftrag die Verantwortung des Menschen als „Sachverwalter für Gottes Schöpfung" (SEKRETARIAT DER DEUTSCHEN BISCHOFSKONFERENZ, 1993) nicht auf.

Diese Stellung steht zwar in unvereinbarem Widerspruch zu einer willkürlichen Ausbeutung von Tieren, fundamentale Tabuisierungen unter dem Verweis auf Gott als den alleinigen Herrscher im weltlichen Bereich sind aber als „widersprüchlich zum christlichen Selbstverständnis anzusehen" (FURGER, 1990). Sie verkennen die Transzendenz Gottes (FUCHS, 1982), der die Menschen in eine gottesebenbildliche Freiheit entlassen hat, die sie berechtigt, die Schöpfung und sich selbst in angemessener Ehrfurcht vor dem Schöpfer in ihre Hand zu nehmen und zu gestalten. Tun wir das, dann setzen wir uns in keinster Weise an seine Stelle (FUCHS, 1996).

Dies gilt nun nicht nur für den Tierversuchsbereich, sondern ebenso für gentechnologische Verfahren. Bereits einige Jahre vor dem naturwissenschaftlichen Fortschritt, der durch die Entdekkung der Restriktionsenzyme die eigentliche Gentechnologie ermöglichte, stellte der Theologe Karl RAHNER (1969) fest, daß der abstrakte Begriff der genetischen Manipulation im christlichen Glauben noch keinen sittlichen Bedenken unterliegt. Heute scheint diese Auffassung in der Moraltheologie auf einem allgemeinen Konsens zu beruhen, was sich an den Aussagen diverser Autoren wie EIBACH (1980), IRRGANG (1990, 1993), LÖW (1987, 1991, 1996), MIETH (1989, 1995a) oder REITER (1990, 1994) belegen läßt. Eine zwar bereits ältere, aber nach wie vor aktuelle Darstellung der grundlegenden theologischen Argumentationen findet sich bei WEHOWSKY (1985).

Inwieweit deontologische Normen in Bezug auf Tiere innerhalb anderer Religionsgemeinschaften nicht eigentlich dem Schutz des Tieres, sondern dem eines in seiner Gestalt inkarnierten verstorbenen Menschen dienen, oder durch eine *Tierepiphanie* (MAAG, 1983), d.h. die Erscheinung von Göttern in tierischer Gestalt, begründet werden, soll hier unerörtert bleiben. Auch die Frage, ob sich innerhalb anderer theologischer Systeme Ansätze für ein generelles Verbot von gentechnologischen Verfahren finden lassen, kann nicht näher diskutiert werden.

Zusammenfassend bleibt festzuhalten: In der christlichen Theologie lassen sich keine stringenten Argumente finden, die tierisches Leben - das durchaus einen Eigenwert besitzt - der Einflußnahme durch den Menschen entziehen.

Auch ein apriorisches Verbot gentechnologischer Verfahren kann aus diesem Glaubenssystem heraus nicht begründet werden. Die gerne zu Karikaturen verarbeiteten Bilder von Wissenschaftlern, die einem personalisierten Gott „die Schöpfung" aus der Hand nehmen, (vgl. IDEL, 1991) stehen somit in klarem Widerspruch zu einer christlich-theologischen Auffassung des Verhältnisses von Gott und Menschheit. Dem Menschen kann gegebenenfalls die Rolle eines „Mitschöpfers" (SCHMITZ P., 1989) zuerkannt werden, aber ein Akt wie die „creatio ex nihilo", durch den Gott die Welt in ihre Existenz rief, ist ihm unmöglich (IRRGANG, 1990). Er muß die Schöpfung in ihrem Eigenwert, der vom Menschen unabhängig besteht (REITER, 1990), verantwortlich behandeln. Daß eine theologische Perspektive sogar zu einer ausgesprochen technikfreundlichen Sicht führen kann, belegt die Stellungnahme von STROH (1995):

> „Ohne Eingriffe in die Schöpfung aber ist menschliches Leben heute nicht denkbar und menschliches Leiden nicht beherrschbar. Ohne Technik kann den Gefahren, die der Schöpfung auch innewohnen, nicht begegnet werden, wobei Technik zusätzlich Gefahren heraufbeschwören kann, die nicht durch Verzicht auf Technik, sondern nur durch immer neue und bessere Technik überwunden werden können... Die menschliche Sozietät ist zum Eingriff in die Schöpfung entschlossen, und es gehört zum Schöpfungsauftrag des Menschen, Leben nicht nur zu schützen und zu erhalten, sondern auch zu gestalten."

4.3.1.2 Die Berufung auf „die Natur" als handlungslimitierende Instanz

Ein anderer argumentativer Ansatz, um dem Menschen die Legitimation zur Durchführung von Tierversuchen und gentechnischen Eingriffen abzusprechen, ist der Verweis darauf, daß vor allem gentechnische Verfahren eine qualitativ völlig neue Dimension menschlichen Handelns darstellen, durch die der Mensch sich gegen „die Natur" auflehnt.

Dieses Argument ist von der theologischen Eingrenzung insofern verschieden, als „die Natur" hier nicht aufgrund ihres Ursprunges in einem göttlichen Schöpfungsakt handlungslimitierend wirkt, sondern von sich selbst her. Häufig wird immanent ein organisch zu verstehendes Naturbild vorausgesetzt, wie aus folgenden Zitaten des berühmten Gentikers Erwin CHARGAFF, der sich nach intensiven Grundlagenforschungen zu einem der massivsten Kritiker der Gentechnologie wandelte, ersichtlich wird (CHARGAFF, 1986):

> „Aber etwa seit dem Zeitalter, das man historisch als das des Imperialismus bezeichnen kann, begannen auch die Naturwissenschaften einen kolonialistischen Angriff auf die Natur... Die Menschen, die so lange auf der Erde gelebt hatten, lebten jetzt gegen die Erde".

Das Kernproblem einer Argumentation, die die Gesamtnatur als handlungslimitierende Instanz heranzieht, liegt somit augenscheinlich im verwendeten Naturbegriff. Ist es möglich, sich „die Natur" wie in den sogenannten „GAIA-Theorien" (LOVELOCK, 1991) als eine in sich geschlossene Ganzheit im Sinne einer realen „Mutter Erde" vorzustellen? Ein derartiges Naturbild wird gelegentlich aus dem berühmten Sonnengesang des Franz von ASSISI (1991) herausgelesen, der als Patron von Umweltschutzbewegungen eine große Rolle spielt:

> „Gelobt seist du, mein Herr, für unsere Schwester Mutter Erde,
>
> die uns erhält und lenkt
>
> und hervorbringt mancherlei Früchte, mit bunten Blumen und Kräutern".

Die hier angeführte Textstelle stellt allerdings wohl kaum eine naturphilosophische Spekulation dar, sondern ist vielmehr als prosaischer Ausdruck einer tief religiös verwurzelten Ehrfurcht vor Gottes Schöpfung zu interpretieren. Konzepte, die auf einer Darstellung der Natur als organisches Wesen mit Bewußtsein beruhen, das sich gezielt gegen als von ihm unzulässig eingeschätzte menschliche Eingriffe zur Wehr setzen kann, sind als Begründungsansätze einer rational argumentierenden Ethik abzulehnen, da sie unannehmbar starke metaphysische Voraussetzungen machen. Somit kann auch dieser Versuch, die absolute Gültigkeit von Satz [A] und [A'] zu begründen, als gescheitert angesehen werden.

Ersichtlich wird aber aus diesem Ansatz, daß eine nähere Auseinandersetzung mit dem Naturbegriff, der in jeder ethischen Argumentation eine tragende Rolle spielt, unausweichlich ist. Sie wird im Anschluß an die Darstellung der Möglichkeit, Satz [A] und [A'] unter Verweis auf „die Natur der Handlung" zu begründen, in einem Exkurs geliefert.

4.3.2 Sind Tierversuche oder gentechnische Veränderungen von Organismen „aus der Natur der Handlung" heraus unzulässig?

Die zweite Möglichkeit der Begründung von Satz [A] beruht darauf, aus der Beschreibung der Handlung selbst heraus ihre Unzulässigkeit abzuleiten. Diese Begründung weicht von dem Ansatz der Natur als handlungslimitierende Instanz insofern ab, als hier die Widernatürlichkeit nicht notwendig die Annahme einer allmächtigen, organisch verstandenen Gesamtnatur voraussetzt, die sich am falsch handelnden Menschen „zu rächen" versuchen könnte.

Als gängiges Beispiel kann der Versuch, die absolute Gültigkeit des Lügeverbots aus der „Natur" der menschlichen Sprache abzuleiten (FUCHS, 1982), vorgestellt werden. Wer lügt, d.h. bewußt und frei gewählt eine falsche Aussage macht, wahrt nicht den absoluten Wert der Sprache als das wesentlichste Mittel zwischenmenschlicher Kommunikation und Sozialität - ein Akt, der durch keine denkbare Folge gerechtfertigt werden kann. Somit qualifiziert sich die Lüge als ein *„intrinsece malum"* (FUCHS, 1982), eine in sich schlechte Handlung.

Im Tierversuchsbereich könnte eine vergleichbar strukturierte Argumentation die These aufstellen, daß Handlungen, die Tieren bewußt und gezielt Schmerzen zufügen, gegen den absoluten Wert unserer nahen evolutiven Verwandtschaftsbeziehungen verstoßen und deshalb unzulässig sind. Im Gentechnologiebereich würde eine Berufung auf den absoluten Wert des nicht durch menschliche Intervention veränderten Genoms erfolgen, der jeglichen Eingriff - völlig unabhängig von Zielsetzung und Folgen - verbietet.

Die Diskussion dieser Begründungsproblematik kann hier nicht vertieft werden, sie spielt jedoch im zwischenmenschlichen Bereich bei einer Vielzahl von Problemen vor allem im Zusammenhang mit Fragen nach Menschenrechten und Menschenwürde (wie beispielsweise der Zulässigkeit aktiver Euthanasie, der Debatte um die Erlaubnis verbrauchender Embryonenforschung etc.) eine große Rolle.

Die Kernkritik an einer so argumentierenden Deontologie besagt, daß durch die Annahme derartiger in sich schlechter Handlungen innerweltliche, also kontingente und relative Werte absolut gesetzt werden (McCORMICK, 1982). Ihre Gültigkeit wird in der aktuellen moralphilosophischen Debatte deshalb auch für den zwischenmenschlichen Bereich mehr und mehr in Frage gestellt, was SUN (1994) in einer Bearbeitung des aktuellen Diskussionsstandes ausführlich darstellt.

4.3.3 Exkurs: Der Naturbegriff im ethischen Argument

4.3.3.1 Problemdarstellung

Verantwortlich für Spannungen scheint auf den ersten Blick gerade bei interdisziplinären Diskussionen, daß die Naturwissenschaften einen rein deskriptiven und objektivierten Begriff von „Natur" haben, wie er für ihren Tätigkeitsbereich unabdingbar ist, während in Geisteswissenschaften die Frage, wie man den Naturbegriff abgrenzen soll, bis heute nicht eindeutig geklärt ist (PACHO, 1990). In diesem Problemfeld verbirgt sich auch die Frage nach den Grenzen der experimentellen und technischen Wissenschaften: Darf die neuzeitliche Einstellung, die sowohl außermenschliche als auch menschliche Natur vorrangig als ein Objekt betrachtet, auf das man sich theoretisch forschend einstellt, weiterhin Gültigkeit beanspruchen (SCHULZ, 1993, S. 359)? Oder aber ist Natur kein Objekt menschlicher Zwecksetzungen, sondern, wie oben angesprochen, eine eigenständige Ganzheit, die dem Menschen gegenübersteht? Es zeigt sich, daß die Vorstellung, die Menschen von „der Natur" haben, als Grundeinstellung und Leitmotiv in vielfältiger Weise ihre Argumentationen, Entscheidungen und Handlungen beeinflußt und somit die unterschiedlichen begrifflichen Voraussetzungen der Gesprächspartner innerhalb eines ethischen Diskurses der Klärung bedürfen.

4.3.3.2 Die Vielseitigkeit des Naturbegriffs

Es existiert eine Fülle von Möglichkeiten, den Terminus „Natur" zu bestimmen, wobei sich grob zusammengefaßt folgende Einteilung skizzieren läßt:

1. „Natur" als eine von Geburt/vom Ursprung herrührende Eigenart, und zwar entweder
   1.1. eines lebendigen Individuums, oder
   1.2. jedes Individuums
2. „Natur" als Gesamtheit aller raum-zeitlichen Wesen
   2.1. ohne Mensch und Kultur
   2.2. mit Mensch und Kultur
   2.3. mit Mensch, ohne Kultur

Das deutsche Wort hat seine Wurzel im lateinischen „natura", das, aus der Wurzel „nasci" (lat.: geboren) stammend, zunächst die von der Geburt herrührende Eigenart eines *Lebendigen* meint (LOTZ, 1992b). Es handelt sich also in erster Linie um einen Begriff, der eine Aussage über ein Individuum macht. In diesem Sinne ist es „die Natur" der Katze, Mäuse zu jagen oder aber „die Natur" des Menschen, nach Wissen zu streben. Von dieser Naturbestimmung, die Aussagen über die Eigenschaften lebender Individuen macht, ist ein weiterer Sinn zu unterscheiden, der die Wesensart aller Seienden bestimmt. So liegt es in der Natur des Steines, im Wasser unterzugehen.

Eine zweite Gruppe von Naturbegriffen bestimmt die Natur als Gesamtheit aller raum-zeitlichen Wesen. Sie stellen die Grundlage des eigentlichen Naturverständnisses dar. In dieser Kategorie lassen sich anhand der Stellung, die dem Menschen und den Produkten seiner Handlungen, die man in ihrer Gesamtheit als „Kultur" bezeichnet, eingeräumt wird, drei unterschiedliche Positionen differenzieren: Zwei diametral entgegengesetzte (2.1. und 2.2.) sowie eine vermittelnde (2.3.). Wie PACHO (1990) feststellt, bilden dabei die radikalen Positionen die argumentative Basis für die Antipoden der Technologieakzeptanz in den industrialisierten Gesellschaften, wobei ersterer die besonders technikfeindlich eingestellten Bürger anhängen, letzterer hingegen die technikfreundlich gesinnten.

Zum einen wird dabei unter „Natur" die Gesamtheit der Naturgegenstände ohne den Menschen und dessen kulturelle Produkte verstanden. Der Mensch wird radikal der Natur gegenübergestellt, seine Errungenschaften erhalten den Status von „Neuschöpfungen" (PACHO, 1990). Das Problem liegt auf der Hand: Selbst wenn man rein beschreibend, d.h. ohne eine wertende Komponente argumentiert, handelt es sich doch um einen „Pseudobegriff der Natur" (PATZIG, 1971, S. 84), der in nicht zu rechtfertigender Weise über das Faktum hinwegsieht, daß auch der Mensch dieser Natur entstammt und in seiner Existenz als Teil dieser Welt auch Naturwesen ist. Die Wurzel dieses Naturverständnisses wird häufig darin gesehen, daß der Mensch schon lange - „jedenfalls ausdrücklich in der Neuzeit, sein Wesen nicht in dieser Natur..., sondern in der Auseinandersetzung mit ihr und - genaugenommen - sogar in der Absetzung von ihr" (BÖHME, 1996) gesehen hat. Ein derartiger Naturbegriff wird in aller Regel nicht deskriptiv, sondern normativ verwendet, d.h. es erfolgt eine implizite Gleichsetzung von „natürlich" im Sinne von „nicht durch menschliche Eingriffe verändert" und „gut", „wertvoll". Aus dieser impliziten Normierung folgt häufig eine präskriptive, d.h. handlungsanweisende Funktion, die es verbietet, dieser Natur durch menschliche Eingriffe Schaden zuzufügen.

Die radikal entgegengesetzte Definition integriert alles auf dieser Erde Existierende in den Naturbegriff. Damit gehört neben dem Menschen auch die Kultur in den Bereich des „Natürlichen". Folglich sind Wissenschaften ebenso wie die Technik als Bestandteile der Kultur ebenso „natürlich" wie tierische Verhaltensweisen - eine strikte Dichotomie der menschlich angeeigneten und veränderten Natur von der „fraglos zur Verfügung stehenden Umgebung" (BÖHME, 1996) ist aufgehoben.

Eine vermittelnde Position integriert den Menschen, der aufgrund seiner stammesgeschichtlichen Entwicklung unstrittig zu den Säugetieren zu zählen ist, in die Natur, während das von ihm Geschaffene als „unnatürlich" erachtet wird. Es gibt allerdings auch in dieser Position Varianten, auf die hier nicht näher eingegangen werden kann - so werden oftmals Teile der Kultur, die wenig technisiert sind, in den Naturbereich integriert, während andere als „un-" oder „widernatürlich" ausgeschlossen werden. Eine konventionell bewirtschaftete Felderansammlung kann beispielsweise als „natürliche Kulturlandschaft" einer „unnatürlichen Bahntrasse" gegenübergestellt werden, obwohl beide aufgrund menschlichen Einwirkens aus vorgegebenen Grundbestandteilen „erzeugt“ wurden.

Zunächst erscheinen die Naturbegriffe, die den Menschen integrieren, die „rationaleren“ Varianten darzustellen, da es unter den heutigen evolutionsbiologischen Prämissen keinen Grund dafür gibt, ihn radikal aus der Restnatur auszuklammern und ihr gegenüberzustellen. Problematisch ist allerdings, daß auch diese in der Argumentation meist mit einer implizit wertenden Konnotation verwendet werden, wenn beispielsweise über die scheinbar aufgewiesene Natürlichkeit technologischer Verfahren deren sittliche Vertretbarkeit eingefordert wird, wie es besonders häufig bei der Debatte um die Zulässigkeit des artübergreifenden Gentransfers geschieht.

4.3.3.3 Das Problem des „naturalistischen Fehlschlusses“

Egal, welcher der dargestellten Naturbegriffe in der ethischen Diskussion verwendet wird - sobald *ausschließlich* die „Natürlichkeit“ einer Handlung als Rechtfertigungsgrund angeführt wird, erliegt jedes Argument der Kritik des *naturalistischen Fehlschlusses,* auf den an dieser Stelle kurz eingegangen werden muß. Eine ausführlichere Darstellung findet sich bei RICKEN (1989, S. 47 ff.).

In seiner einfachsten Formulierung besagt der naturalistische Fehlschluß, daß ein unbegründeter Übergang von Tatsachen- zu Wertaussagen, wie im folgenden Syllogismus:

> [Obersatz]: Alle Menschen streben nach Lust.
>
> [Untersatz]: Wonach alle Menschen streben, das ist gut.
>
> [Konklusion]: Lust ist gut.

unzulässig ist. Dieses Beispiel stellt die Grundargumentation des hedonistischen Utilitarismus dar, einer metaethischen Theorie, die die Richtigkeit aller Handlungen ausschließlich daran bemißt, ob sie der Lustmaximierung auf der Erde dienlich sind. Der Obersatz ist rein empirisch und deskriptiv, er greift Behauptungen der Psychologie und Soziologie auf. Das Problem liegt im Untersatz, der das wertende Prädikat „gut“ durch das beschreibende Prädikat „wonach alle Menschen streben“ definiert, ohne diesen Übergang begründen zu können.

Wenn nun für die sittliche Richtigkeit oder Falschheit einer Handlung ausschließlich der Verweis auf deren „Natürlichkeit" herangezogen wird, so wird auch hier ein unbegründeter Übergang von der Tatsachen- zur Bewertungsebene vollzogen, denn die Frage „wofür ist X gut" wird verschleiert und bleibt ungeklärt.

Dieser Kritik unterliegen viele Argumentationen von Gegnern und Befürwortern sowohl im Tierversuchs- als auch im Gentechnologiebereich. Zur Veranschaulichung kann leicht gezeigt werden, zu welch ambivalenten Ergebnissen naturalistische Fehlschlüsse führen können.

Zunächst sei ein Beispiel für eine technikfeindliche, naturalistische Argumentation, wie sie ALTNER (1986) gegen die Zulässigkeit des Gentransfers liefert, angeführt. Sein Gedankengang läßt sich nach folgendem Prinzip rekonstruieren:

[Obersatz]: In der Natur existiert eine durch den Menschen unbeeinflußte Reproduktion.

[Untersatz]: Diese durch den Menschen unbeeinflußte Reproduktion hat in der Evolution zum Aufbau einer *guten* Ordnung geführt, die es zu erhalten gilt.

[Konklusion]: Gentechnik als „künstlich gelenkte und beschleunigte Evolution" zerstört diese Ordnung, sie ist deshalb sittlich falsch.

Fast identisch läßt sich allerdings eine Argumentation für die generelle Zulässigkeit von Tierversuchen und Gentechnik aus deren Naturhaftigkeit aufbauen, die dem Strickmuster des Sozialdarwinismus folgt und zur Begründung eines „technologischen Imperativs" (ZIMMERLI, 1991), der besagt, daß das technisch Gekonnte auch gesollt ist, dienen kann:

[Obersatz]: Die Unterwerfung des Schwächeren durch den Stärkeren ist ebenso wie die ständige Veränderung von Genomen ein Naturgesetz.

[Untersatz]: Naturgesetze sind gut. Handlungen, die Naturgesetzen folgen, sind richtig.

[Konklusion]: Im Tierversuch unterwirft der Mensch als Stärkerer Tiere, die Handlung ist unabhängig von Zielsetzung und Folgen richtig.

> Gentechnische Verfahren folgen Naturgesetzen - auch artübergreifender Gentransfer geschieht ohne menschliches Zutun - sie sind deshalb ebenfalls richtig.

Offenkundig setzen beide ein unterschiedliches Naturbild voraus, das man ausführlich kritisieren könnte - allerdings ohne das Kernproblem, den naturalistischen Fehlschluß, zu eliminieren. Er läßt sich letzten Endes nur dadurch vermeiden, daß für jede positive Bewertung rationale Kriterien angegeben werden, wie sie sich auch aus einer interpretativen Naturbetrachtung ergeben.

Die Unterwerfung des Schwächeren ist nicht deshalb gut oder richtig, weil sie einem Naturgesetz folgt. Vielmehr dient sie in der Regel der Erreichung oder Erhaltung eines bestimmten Zustandes, der beispielsweise *gut für* mehrere betroffene Lebewesen ist. Tötet ein Wolfsrudel ein schwaches Rehkitz, so beschreiben wir diesen natürlichen Vorgang nicht deshalb als *gut* oder *richtig*, weil er den Trieben der Wölfe entspricht. Vielmehr interpretieren wir es als *gut für* die Erhaltung der Gesundheit mehrerer Wölfe, das Fleisch des Kitzes zu fressen und ebenfalls als *gut für* den Rehbestand, ein schwaches und vielleicht erbkrankes Mitglied zu verlieren.

4.3.3.4 Konsequenzen für die Verwendung des Naturbegriffs im ethischen Argument

Eine Handlung kann also nicht deshalb richtig und sittlich vertretbar sein, weil sie als solche auch in der Natur vorkommt. Wäre dem so, müßten wir eine Vielzahl unserer alltäglichen Entscheidungen neu überdenken und uns beispielsweise auch die Frage stellen, ob wir in Hungerszeiten wie Eulen verfahren sollten, die bei schlechter Ernährungslage ihre jüngsten Nachkommen an die älteren Geschwister verfüttern, um wenigstens deren Überleben zu sichern (MÜLLER A., 1995a).

Eine Handlung als spezifisch menschlicher Akt ist vielmehr dann richtig, wenn sie der Verwirklichung bestimmter Güter dient, die *gut für* den Erhalt oder die Förderung anderer Werte sind, oder aber wenn sie auf die Verhinderung von Übeln gerichtet ist. Die außermenschliche Natur - zunächst verstanden als Summe der unserem Handeln und unserer Beliebigkeit vorgegebenen Gegenstände des Universums - bildet dabei in weiten Bereichen die notwendige Basis für derartige Güter, weshalb ein völliger Verzicht auf den Einbezug des Terminus „Natur" in eine ethische Reflexion nicht gelingen kann.

An dieser Stelle kann nun keine endgültige Klärung geliefert werden, welcher der dargestellten Naturbegriffe sich innerhalb des ethischen Argumentes am besten verwenden läßt. Dies liegt zu einem großen Teil daran, daß die klassischen Ansätze, innerhalb derer „Natur" vornehmlich als das dem menschlichen Bereich Entgegengesetzte bestimmt wurde - Natur im Gegensatz zu Technik, im Gegensatz zu Kultur, im Gegensatz zu Geist, im Gegensatz zu Gesetz, im Gegensatz zu Kultur - in Auflösung begriffen sind (BÖHME, 1996), und ein geeigneter, konsensfähiger Ersatz noch nicht gefunden ist.

An ihre Stelle tritt mehr und mehr die Erkenntnis, daß die Bereiche „Natur" und „Mensch" oder „Kultur" so eng untereinander verwoben und wechselseitig aufeinander bezogen sind, daß jede radikale Trennung zum Scheitern verurteilt ist - nicht zuletzt, weil eine der künstlichen Grenzen mitten durch den Menschen selber läuft, der gleichzeitig Natur und Geist ist. Verbunden mit dieser Einsicht ist die weiterreichende Frage, ob ein Naturbegriff, der auf Trennung und Entgegensetzung verzichtet, überhaupt noch sinnvoll anwendbar ist (THOMAS, 1996). Dieser Einwand ist insofern berechtigt, als der Begriff „Natur" wie „Freiheit" oder „Bewußtsein" seinem Wesen nach ein Komplementärbegriff ist. Er deckt zwar zusammen mit seinem Gegenbegriff das gesamte „universe of discourse", d.h. den Bereich der Gegenstände, die überhaupt zur Debatte stehen, ab (MENNE, 1993, S. 28), kann aber ohne ihn nicht mehr sinnvoll bestimmt werden. Was ist „Unnatur", wenn sowohl Mensch als auch all seine Kulturprodukte „Natur" sind?

Was folgt aus dieser Analyse für die Verwendung des Begriffes im ethischen Argument? Es wurde bereits am Beispiel der lebenden Organismen gezeigt, daß es in der Natur Werte gibt, die unabhängig von menschlicher Setzung existieren - wir schweben als sittlich handelnde Existenzen also nicht in einem freien Raum wertloser Gegenstände. Auf der anderen Seite erfahren wir auch, daß die Natur selbst keine Imperative an uns richtet (von der

PFORDTEN, 1993) - die Brücke zwischen Sein und Sollen wird immer erst durch den rationalen Menschen geschlagen.

Wie nun genau der Übergang zwischen offenkundig als werthaft erkannten Naturgegebenheiten - wie dem menschlichen oder tierischen Leben - und Sollenssätzen zustandekommt, ohne dabei der Kritik des naturalistischen Fehlschlusses anheimzufallen, kann hier nicht umfassend dargelegt werden. Eine Übersicht der verschiedenen Lösungsansätze und die Beschreibung eines sprachanalytischen Trifunktionalismusmodells zu diesem Problem findet sich bei Dietmar von der PFORDTEN (1993).

In jedem Fall aber ist im Sinne einer rational geführten ethischen Debatte zu fordern, daß normative Naturbegriffe weitestgehend vermieden werden. Ebensowenig darf offen bleiben, wie „Natur" von den Diskussionsteilnehmern verstanden werden soll, denn ansonsten entsteht neben der Gefahr einer „schleichenden" Normierung des Wortes das Risiko, daß der Terminus zu einer „Leerformel" (BIRNBACHER, 1991), zu einer reinen Begriffshülse, die in weiten Grenzen gedeutet werden kann, mutiert.

Wichtig ist, daß sich jeder Diskursteilnehmer über die Gefahr eines naturalistischen Fehlschlusses im klaren ist und deshalb den Terminus samt aller Ableitungen (wie „natürlich" oder „naturbelassen") zur Normenbegründung und -formulierung nur dort einsetzt, wo eine positive Wertung auch sinnvoll begründet werden kann. Tiergerechte Haltung ist nicht deshalb richtig, weil sie sich an natürlichen Bedingungen orientiert, sondern weil diese natürlichen Bedingungen *gut für* das Wohlbefinden eines individuellen, wertvollen Lebewesens sind.

Als Endergebnis dieses Abschnittes kann das folgende Zitat von IRRGANG (1990) angeführt werden: „Nicht die Natur, nicht die Evolution setzt eine sittliche Grenze", d.h. die Rede von „der Natur" als handlungslimitierender Instanz ist als unbegründbar, weil metaphysisch-spekulativ anzusehen. Die Natur kann somit niemals als *alleinige* Grundlage zur Normierung menschlichen Handelns dienen, damit ist allerdings keinesfalls bestritten, daß bestimmte metaphysische und wissenschaftliche Tatsachen über die Natur gute Gründe, Kriterien oder Argumente für moralische Wertungen liefern.

4.3.4 Resümee

Dieses Kapitel diente der Lösung der Frage, ob im Tierversuchs- und Gentechnologiebereich bestimmte Handlungen als in sich schlecht begründet werden können, was unter Verweis auf die Probleme, die sich bei der Begründung deontologischer Normen ergeben, verneint wurde. Weder der anfänglich eingeführte Satz [A] noch Satz [A´] können auf einer kritischen Ebene absolute Gültigkeit beanspruchen.

Die Konsequenz dieser Analyse ist, daß bei der formalen Bestimmung der sittlichen Richtigkeit im nichtmenschlichen Bereich auf metaethischer Ebene ein Primat der Teleologie einzufordern ist, d.h. alle Handlungen in bezug auf Tiere und deren gentechnische Veränderung werden in der Phänomenologie der Achtung ausschließlich anhand der vorhersehbaren Folgen auf ihre sittliche Vertretbarkeit hin beurteilt. Die Bewertung der Folgen hat sich dabei an Werten zu orientieren, deren Schutz und Verwirklichung die sittlich richtige Handlung dienen muß. Das nun folgende Kapitel wird darlegen, wie sich aus diesen Erkenntnissen ethische Normen gewinnen lassen.

5 Ethische Normen für den Tierversuchsbereich

5.1 Die Güterabwägung als Methode zur Bestimmung der sittlichen Richtigkeit

Die Schlußfolgerung der letzten beiden Kapitel war, daß Handlungen in Bezug auf alle Tiere rechtfertigbar und - sofern sie diese schädigen - rechtfertigungspflichtig sind. Da es hierbei unter dem Primat der Teleologie keine a priori unzulässigen Handlungen gibt, erfolgt die Beurteilung der sittlichen Richtigkeit ausschließlich anhand der vorhersehbaren Folgen. Wie MIETH (1989) darlegt, kann man nun aber auf sehr unterschiedliche Weise von den Folgen her argumentieren. So ist die Berufung auf eine zielgerichtete Naturordnung möglich, wobei die Folgen des Handelns daran bemessen werden, ob sie der Folgerichtigkeit eines „naturhaften Ablaufs" entsprechen. Aus dem letzten Kapitel ergibt sich allerdings, daß derartige Ansätze dem Vorwurf des naturalistischen Fehlschlusses anheimfallen dürften. Denkbar wäre ebenfalls eine Bewertung durch Bezug auf empirisch prognostizierbare Folgen, die anhand bestimmter Maßstäbe wie „Glücksmaximierung" (was als „eudämonistisch" bezeichnet wird) oder „Anstreben des größtmöglichen Nutzens für alle Beteiligten" (dann handelt es sich um ein „utilitaristisches Kalkül") bewertet werden. Auf die hieraus resultierenden Probleme wurde oben bei der Diskussion um Peter SINGER verwiesen.

Es muß also ein anders bestimmtes Kriterium eruiert werden, anhand dessen die Folgen einer Handlung beurteilt werden. In der Phänomenologie der Achtung werden inhaltliche Metanormen wie im Utilitarismus abgelehnt. Vielmehr wird im Sinne eines „Proportionalismus" postuliert, diejenige Handlung als sittlich richtig zu bewerten, die „möglichst viele Werte verwirklichen bzw. Unwerte vermeiden kann, also die Handlung, bei der zwischen den von ihr hervorzubringenden Werten und Unwerten eine Verhältnismäßigkeit zu erwarten ist" (SUN, 1994, S. 193). Dieses proportionalistische Prinzip setzt voraus, daß vor der Entscheidung für eine von mehreren Handlungsalternativen eine Güterabwägung vollzogen wird, was in veterinärmedizinischen Kreisen auf einen breiten Konsens trifft. So fordern beispielsweise SCHARMANN und TEUTSCH (1994), daß bei genehmigungspflichtigen Tierversuchen sowohl Antragsteller als auch die involvierten Behörden eine Güterabwägung vorzunehmen haben. Auch die gängigen Auslegungen des deutschen Tierschutzgesetzes korrespondieren mit dieser Auffassung (vgl. LORZ, 1992, S. 322 ff.). Die Vorgaben des § 7 Abs. 3 TSchG beinhalten die Forderung, daß die ethische Bewertung eines genehmigungspflichtigen Tierversuchs der zuständigen Behörde gegenüber gerechtfertigt werden kann. Somit muß diese Güterabwägung „objektiv" sein, d.h. sich an rationalen Normen orientieren, deren Gültigkeit auch von unterschiedlichen Grundpositionen aus akzeptiert werden kann.

5.1.1 Vorbemerkungen

5.1.1.1 Normenfindung in der Ethik

Vereinfachend können bei dem Vorgang der ethischen Normenfindung zwei verschiedene Fragestellungen differenziert werden, die zwar eng miteinander verschränkt sind, aber eine separate Bearbeitung verlangen (KERBER, 1992). Zunächst ist zu klären, welche Tatsachen das Problemfeld bestimmen - man bewegt sich auf der *deskriptiven* Ebene. Hier sind die jeweils zuständigen Fachwissenschaftler (im Tierversuchsbereich handelt es sich neben dem eigentlichen Versuchsleiter auch um Ethologen) aufgefordert, *alle relevanten* Tatsachen offenzulegen. Von sittlicher Relevanz ist auf dieser Ebene, die der Ermittlung der durch die Handlung wahrscheinlich betroffenen Güter dient, daß keine Information übersehen oder verschwiegen wird. Anschließend steht die Frage im Zentrum, wie die Tatsachen der ersten Ebene zu bewerten sind, d.h. welchen der empirisch ermittelten Güter ein sittlicher Primat zuzugestehen ist. Auf dieser *normativen* Ebene ist das Fachwissen des Ethikers von vorrangiger Bedeutung, der die Hierarchisierung der Werte zu begründen hat. Steht eine konkrete Handlung zur Debatte, ist eine Synthese beider Ebenen erforderlich, so daß weder das ethische noch das naturwissenschaftliche Gutachten alleine zur sittlichen Beurteilung eines Tierversuchs ausreichen.

Die Hauptaufgabe einer „anwendungsorientierten Ethik" (BLUMER und WOLF, 1996) besteht darin, möglichst objektive und leicht operationalisierbare Normen zur Durchführung der Güterabwägung zu entwickeln, die auch für Naturwissenschaftler ohne fundierte philosophische Kenntnisse nachvollziehbar und akzeptabel sind. Zur Verwirklichung dieses Anliegens erfolgt zunächst eine Strukturierung der deskriptiven Ebene, d.h. es wird festgestellt, welche Güter Tieren und Menschen zugestanden werden müssen, und wie sich diese kategorialisieren lassen. Am Beispiel der Begriffe „Schmerzen, Leiden und Schäden" im § 7 Abs. 1 TSchG zeigt sich, wie gerade im nicht-menschlichen Bereich immer wieder beinahe unüberwindbare Schwierigkeiten bei der Feststellung von Gütern auftauchen. Dies macht es unumgänglich, vor der eigentlichen Untersuchung deren erkenntnistheoretische Grundlagen darzustellen. Ein zweiter Schritt dient dann der Erörterung der Grundzüge der normativen Ebene; hier werden die Richtlinien dargelegt, anhand derer eine Orientierung bei Konflikten zwischen tierischen und menschlichen Gütern möglich ist. Anschließend beschäftigen sich spezielle Abschnitte mit der Konkretisierung der Normen anhand ausgewählter Fragestellungen wie dem Tierversuch in der Ausbildung und Grundlagenforschung oder aber der Patentierung transgener Tiere.

5.1.1.2 Erkenntnistheoretische Prämisse: Der phänomenologische Analogieschluß

Eine unumgängliche methodische Problematik bei dem Aufweis der sittlich relevanten Güter besteht darin, festzustellen, welche der vielfachen Interessen, die ein Individuum aufweisen kann, tatsächlich von moralischer Relevanz sein dürfen. PATZIG (1978) stellte hierzu die Forderung auf:

> „Nicht die subjektiven Interessen, sondern die objektiven Interessen müssen gegeneinander abgewogen werden".

Dieses eingängige Prinzip führt bereits im zwischenmenschlichen Bereich zu zahlreichen Schwierigkeiten. Hier gibt es einerseits durchaus Interessen, die als „primäre Bedürfnisse" (PATZIG, 1978) in jedem Fall erfüllt sein müssen, damit ein Individuum adäquat existieren kann, die also in dem Sinne objektiv sind, daß sie von jedem vernünftigen Menschen angestrebt werden - exemplarisch lassen sich Nahrung, Wohnraum, Kleidung, angemessene Erziehung und Gesundheitsfürsorge nennen. Andererseits aber kann eine Vielzahl von Interessen angeführt werden, die zwar von einzelnen Individuen mit hoher Intensität angestrebt werden, bei denen aber die Frage, ob sie moralisch relevant sein dürfen, ungleich schwerer zu beantworten ist. Kann beispielsweise das sehr stark ausgeprägte subjektive Interesse eines Ehepaares auf genetisch eigene Kinder ein objektives moralisches Gut begründen? Ist dann die Allgemeinheit im Falle einer Oviduktschädigung der Frau verpflichtet, die Kosten für eine *in vitro* Befruchtung zu übernehmen? Es ist klar ersichtlich, daß Interessen und Bedürfnisse nicht nur deshalb, weil sie bei irgend jemand empirisch nachweisbar sind, berücksichtigt werden müssen, und daß die Stärke, mit der sie vom einzelnen Individuum angestrebt werden, keine ausschlaggebende Rolle spielen darf - eine derartige Position würde letztlich einen radikalen Egoismus ermöglichen. Die Frage nach der Objektivierung von Interessen ist also in jeder Ethik von zentraler Bedeutung.

Nicht vernachlässigt werden darf dabei, daß sich im Tierversuchsbereich auf einer Seite der imaginären Waage immer menschliche Güter befinden, weshalb sie eine ebenso zentrale Rolle wie die der Tiere spielen. Im weiteren Verlauf dieser Arbeit wird versucht, einige wenige Grundkategorien vorzustellen, in die die zahlreichen individuellen und sozialen menschlichen Werte eingeordnet werden können. Erkenntnistheoretische Beschränkungen existieren hier weniger, da eine sprachliche Kommunikation die Feststellung, welche Interessen andere Menschen verfolgen, ermöglicht. Für nicht-menschliche Lebewesen wurde weiter oben die Rede von „Interessen" aus erkenntnistheoretischen Erwägungen abgelehnt und durch die erkennbaren Strebungen, respektive die diesen zugeordneten Güter, ersetzt. Dies führt zu der diffizilen Frage, wann eine phänomenologisch nachweisbare Strebung auf ein Gut verweist, das „objektiver" Natur ist, d.h. das in einer abstrakten Norm, die von Bestandteilen, die ein konkretes Individuum betreffen, abzusehen hat, berücksichtigt werden kann. Hierzu wird in bezug auf Tiere folgende Grundthese aufgestellt:

> Ein tierisches Gut ist dann als „objektiv" einzustufen, wenn die ihm zugrundeliegenden empirisch beobachtba-

ren Strebungen nach fachwissenschaftlicher Darlegung durch Ethologen von einer überwiegenden Mehrheit durchschnittlich gebildeter Menschen als bedeutsam für ein normales Leben aller Individuen der betreffenden Art beurteilt werden.

Auch im tierischen Bereich gilt somit, daß die *Stärke*, mit der ein Individuum etwas anstrebt, nicht von primärer sittlicher Relevanz sein darf. Wenn beispielsweise ein individueller Terrier seine ganze Energie darauf verwendet, Katzen zu jagen und zu töten, so kann hieraus nicht gefolgert werden, daß das Jagen und Töten von Katzen ein objektives Gut der Terrier darstellt. Andererseits lassen charakteristische Verhaltensweisen wie das Streben von Mäusen nach Möglichkeiten, Erdhöhlen zu graben, oder das Streben von Ratten, ihren Lebensraum nach Funktionsbereichen zu strukturieren (SCHARMANN, 1995), den Schluß zu, daß es korrespondierende, objektive Güter gibt: Entsprechende Beschaffenheit des Untergrunds, ausreichendes Platzangebot etc.. Das Kernproblem bei der Feststellung tierischer Güter ist allerdings weniger die Differenzierung zwischen subjektiven und objektiven Bedürfnislagen, sondern liegt generell in unseren erkenntnistheoretisch eingeschränkten Zugangsmöglichkeiten zu diesen. Bei LÖW (1996) findet sich hierzu eine treffende Formulierung:

> „Was heißt denn: Wo es [das Tier] geschützt werden *muß*? Wer sagt denn das? Woher wissen wir denn, daß Tiere Schmerzen leiden, wenn sie schreien, und nicht, wie der Philosoph DESCARTES sagt, als Maschinen, als Systeme von Partikeln, Poren und Kanälen, von Sieben, Filtern, Stricken, Blasebälgen und Flaschenzügen nicht das geringste empfinden?"

Wie bereits WITTGENSTEIN feststellte, macht es bei allen subjektiven Empfindungen - wie Schmerz - nicht einmal im zwischenmenschlichen Bereich Sinn, von einer *exakten* Nachweisbarkeit auszugehen: „Nur ich kann wissen, ob ich wirklich Schmerzen habe; der Andere kann es nur vermuten" (WITTGENSTEIN, 1989, S. 357). Bei Tieren scheidet zudem jede sprachliche Kommunikation aus - selbst bei höheren Affen, denen die Verwendung von Symbolsprachen antrainiert werden kann, verfügen wir über keine Möglichkeit, Informationen bezüglich ihrer Befindlichkeiten und Präferenzen zu erhalten. Somit besteht erkenntnistheoretisch gesehen nur eine Möglichkeit der Erfassung und Interpretation ihrer Strebungen, die im folgenden als *phänomenologischer Analogieschluß* bezeichnet wird. Dieser Begriff umschreibt die Methodik, die jeder ethologischen Arbeit und auch jeder veterinärmedizinisch-klinischen Untersuchung von Tieren zugrundeliegt.

„Phänomenologie" ist dabei im Anschluß an HUSSERL als aufmerksames Hinsehen zu verstehen, das das sich Zeigende genauso nehmen und bestimmen will, wie es „dieses so Geschaute, genommen und bestimmt zu sein, gleichsam fordert" (HUSSERL, 1965, S. 37). Übertragen auf den vorliegenden Problemkreis bedeutet dies: Wollen wir „objektiv" feststellen, was Tiere anstreben, so muß bei dem Beobachten ihrer Verhaltensweisen zunächst jedes Anlegen „anthropomorpher Scheuklappen" vermieden werde. Es geht darum, die Seinsweise der Tiere so, wie sie ihrem Wesen nach ist, zu entdecken, was nur durch ein möglichst wenig theorie- und interessengeleitetes „freies" Hinsehen möglich ist. Inwiefern hierbei gerade bei Säugetieren hinsichtlich der Feststellung „artgerechter" Lebensbedingungen immer das Verhalten von Angehörigen der entsprechenden Spezies in freier Wildbahn zugrunde zu legen ist, wie es ROEHRS (1993) fordert, muß dem Expertenurteil der Ethologen überlassen bleiben. Allerdings scheint diese Vorgehensweise bei einigen Haussäugetieren, deren Verhaltensweisen durch jahrhundertelange Domestikation in weiten Bereichen deutlich von denen der wildlebenden Verwandten abweichen, nicht vollständig angemessen zu sein.

Im zweiten Schritt wird aus dem Hinsehen Erkenntnis gewonnen - und zwar „Erkenntnis durch Vergleich" (LOTZ, 1992a) im eigentlichen Analogieschluß. Das Verhalten des Tieres wird dabei in seinem Verhältnis zur Selbsterfahrung des menschlichen Beobachters beurteilt. Daß hierbei die subjektive Selbsterfahrung des Beobachters notwendige Bedingung ist, läßt sich leicht veranschaulichen: Kein Tierarzt kann im strengen Sinne „wissen", ob ein von ihm untersuchter Patient wirklich Schmerzen hat. Dennoch interpretiert er dessen Verhaltensweisen und Reaktionen auf Untersuchungen durch Übertragen seiner eigenen körperlichen Selbsterfahrung, seines „organischen Selbstgefühls" (LÖW, 1991), auf das Tier. Zulässig ist diese Vorgehensweise aufgrund des *„Kontinuitätspostulats"*, das aus den evolutionären Verwandtschaftsbeziehungen aller lebenden Organismen einen kontinuierlichen Zusammenhang im morphologischen, physiologischen und ethologischen Bereich ableitet (MARTIN, 1996). Der phänomenologische Analogieschluß bleibt keineswegs Fachwissenschaftlern vorbehalten, denn aufgrund unserer eigenen Existenzweise haben wir alle ein relativ ausgeprägtes, intuitives Wissen darüber, wie wir tierische Befindlichkeiten einzustufen haben. Davon geht offenkundig auch der Gesetzgeber aus, der in § 1 TSchG ja keinerlei spezielle Ausbildung voraussetzt, um zu wissen, wann einem Tier Schmerzen, Leiden oder Schäden zugefügt werden, und wann dies durch einen „vernünftigen Grund" gerechtfertigt werden kann. Auch umgangssprachliche Formulierungen wie: „Er kann keiner Fliege ein Bein ausreißen" verweisen darauf, daß wir ohne große ethische Vorbildung intuitiv darum wissen, daß das willkürliche Zerstören der organischen Integrität eines Lebewesens nicht richtig sein kann. Die These, daß alle Menschen über ein intuitives Wissen um tierische Güter verfügen, hebt allerdings keineswegs die Notwendigkeit einer ethologischen Untersuchung der Bedürfnisse von Versuchstieren auf, denn viele tierische Strebungen können ohne Fachkenntnisse überhaupt nicht aufgewiesen werden. Dieses Wissen ist vor allem dann unersetzbar, wenn Tiere „stumm leiden", wie beispielsweise kleine Labornagetiere und Kaninchen, bei denen Belastungssymptome nur schwer zu erkennen sind (GÄRTNER und MILITZER, 1993). Gleiches gilt, wenn Beeinträchtigungen beispielsweise des Gesundheitszustandes entweder nur „indirekt" durch labordiagnostische Verfahren aufgewiesen werden können oder auch einer phänomenologischen Beurteilung kaum zugänglich sind - wie chronische Schmerzen, bei denen der Intensitätsnachweis besonders schwer ist (LOEFFLER, 1990).

5.1.2 Güter des Menschen

Nach diesen erkenntnistheoretischen Vorbemerkungen sollen nun zunächst die menschlichen Güter einer näheren Betrachtung unterzogen werden.

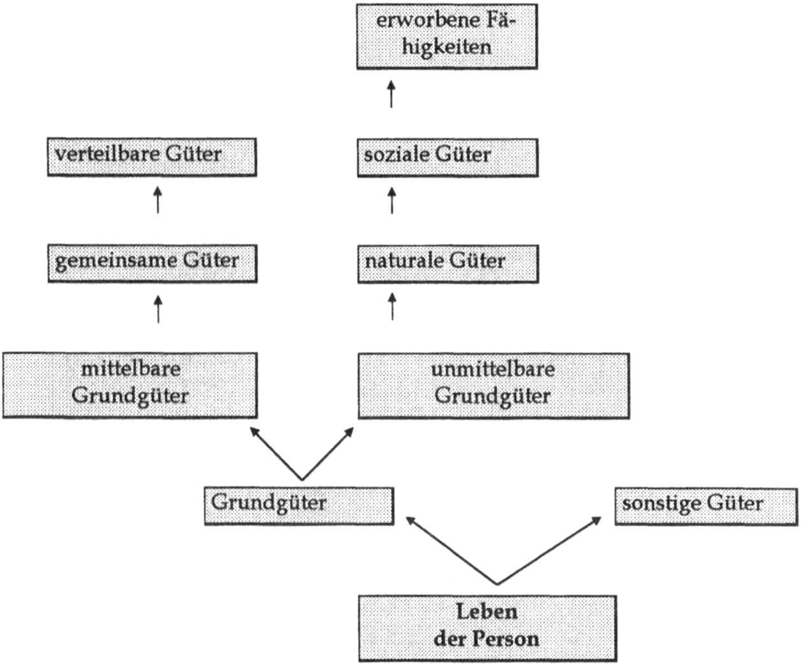

Abbildung 5: Güter des Menschen (Die Pfeile innerhalb der Abbildung dienen nur der graphischen Darstellung. Sie stellen keine Bedingungsverhältnisse dar, denn die einzelnen Güter stehen untereinander in komplexen Wechselwirkungen.)

Das basalste von ihnen stellt das individuelle Leben dar, insofern es die notwendige Voraussetzung aller weiteren Güter bildet. Aus diesem basalen Charakter folgt allerdings nicht zwingend, daß das Leben einer Person immer das am höchsten zu bewertende Gut ist. Dies läßt sich auf einer empirischen Ebene durch zahlreiche historische Beispiele widerlegen, die zeigen, daß Menschen oftmals freiwillig ihr Leben zugunsten anderer Werte, die sie höher einschätzten, aufgaben. Auch die traditionelle Formulierung des Tötungsverbotes: „Niemand darf sich selbst töten oder einen andern Menschen, der *schuldlos* ist" (SCHÜLLER, 1980, S. 238), dessen absolute Gültigkeit heute im Rahmen der Teleologie-/Deontologiedebatte häufig in Frage gestellt wird, verweist darauf, daß menschliches Leben keineswegs einen unantastbaren

Wert darstellt, sondern durchaus in eine Güterabwägung einbezogen werden kann - beispielsweise in einer Notwehrsituation.

5.1.2.1 Grundgüter

Auf einer zweiten Ebene finden sich die *Grundgüter* der menschlichen Existenz. Sie sind als die Möglichkeitsbedingungen, gemäß der Conditio humana zu leben, zu handeln, Ziele zu verwirklichen und Urteile zu fällen, definiert. In dieser Kategorie werden je nach der Bindung an das einzelne Individuum unmittelbare und mittelbare Grundgüter unterschieden.

Unmittelbare Grundgüter können nicht von der einzelnen Person losgelöst vorkommen. Hierbei umfaßt der Begriff der *naturalen* Grundgüter all diejenigen Bedingungen, die erfüllt sein müssen, damit eine Person geistig und körperlich gesund ist. *Soziale* Grundgüter sind Voraussetzung dafür, daß der Mensch als *Animal sociale* mit anderen menschlichen Subjekten frei kommunizieren und kooperieren kann. Hierunter fallen neben der Stellung innerhalb von Familie und Gesellschaft auch so wichtige Werte wie politische Freiheit oder Grundrechte wie das der freien Meinungsäußerung. Auch erworbene Fähigkeiten zählen zur Kategorie der unmittelbaren Grundgüter - sie umfassen alle im Lauf eines individuellen Lebens entfalteten Anlagen, Begabungen und angeeigneten Kenntnisse. *Mittelbare Grundgüter* haben lediglich einen indirekten Bezug zur einzelnen Person. Sie stellen Mittel zur Verwirklichung unmittelbarer Grundgüter dar und werden in *gemeinsame* und *verteilbare* Güter unterteilt. Beispiele für die gemeinsamen sind neben der Umwelt (die, vergleichbar mit dem Leben der Person, einen basalen Status einnimmt, da sie die Möglichkeitsbedingung aller anderen Güter darstellt) auch Institutionen wie Bildungsanstalten, Gesundheitssystem oder Verkehrssysteme. Ebenfalls in diese Kategorie fällt die Gesamtheit wissenschaftlicher Erkenntnis. Als verteilbare mittelbare Grundgüter lassen sich exemplarisch Nahrungsmittel, Pharmaka oder Finanzmittel anführen.

5.1.2.2 Sonstige Güter

Die spezifisch menschliche Existenz ist dadurch gekennzeichnet, sich nicht auf das Führen eines gesunden, schmerzlosen Lebens mit der Erzeugung von Nachkommen zu beschränken. Menschen streben beispielsweise nach „Erfüllung des Lebens" und nach „Glück", was sich in den unterschiedlichsten kulturellen Werten ausdrückt - Kunst, Sehnsucht nach „Luxusgütern" etc.. Die Gesamtheit dieser Güter, die zwar für eine „menschenwürdige" Existenz unabdingbar sind, aber nicht in unmittelbarem Zusammenhang mit der Sicherung der Lebensgrundlagen stehen, wird in der Kategorie „sonstige Güter" erfaßt. Sie spielen in vielen ethischen Fragen eine herausragende Rolle, weswegen ihre Bedeutung nicht zu unterschätzen ist.

5.1.3 Güter des Tieres

Auch bei Tieren kommt dem Leben des Individuums als Möglichkeitsbedingung aller anderen Güter die grundlegendste Bedeutung zu. Analog zur Einteilung der Grundgüter des Menschen werden mittelbare von unmittelbaren Gütern unterschieden. Die Differenzierung von Grund- und sonstigen Gütern wird jedoch abgelehnt, was dadurch begründet ist, daß Tiere - wie bereits erwähnt - keine Ebene des geistigen Strebens besitzen und folglich über keine damit korrelierten Güter verfügen.

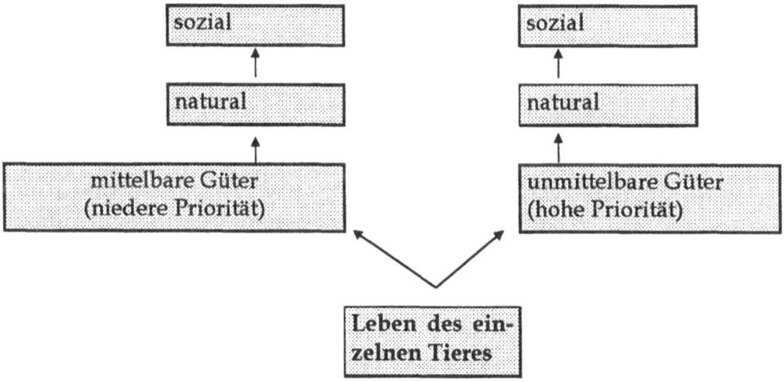

Abbildung 6: Güter des Tieres (Die Pfeile innerhalb der Abbildung dienen nur der graphischen Darstellung. Sie stellen keine Bedingungsverhältnisse dar, denn die einzelnen Güter stehen untereinander in komplexen Wechselwirkungen.)

5.1.3.1 Unmittelbare Güter

Die unmittelbaren Güter sind direkte Bedingung der Möglichkeit „artgerechten" tierischen Lebens. Unmittelbar *naturale* Güter umfassen hierbei alles, was direkt mit der körperlichen Integrität, Leidens- und Schmerzfreiheit in Zusammenhang steht, während unmittelbar *soziale* Güter sich auf die Grundbedürfnisse des Kontakt- und Gruppenverhaltens beziehen. Hier haben beispielsweise Rudeltiere wie die meisten Affen völlig andere Bedürfnisse als solitär lebende Tiere; Umstände, die vor allem bei der Schädigung sozialer Güter im Rahmen der Tierhaltung eine wichtige Rolle spielen.

Unmittelbaren Gütern ist insofern eine Vorrangstellung einzuräumen, als sie von den Tieren mit höherer Priorität angestrebt werden, erst wenn sie erfüllt sind, erfolgt eine Hinwendung zu den mittelbaren Gütern.

5.1.3.2 Mittelbare Güter

Auch bei diesen werden *naturale* und *soziale* unterschieden. Zur ersten Gruppe zählen dabei alle Anforderungen an die Lebenswelt, die über bereits erreichte naturale unmittelbare Güter hinausgehen. Beispiele sind abwechslungsreiche Ernährung, erhöhtes Raum- und Reizangebot sowie bei höheren Säugetieren Umweltbedingungen, die Neugier- und Spielverhalten ermöglichen.

Mittelbar soziale Güter umfassen die notwendigen Voraussetzungen zur Befriedigung von Verhaltensweisen, denen sich körperlich gesunde Tiere bei Deckung ihrer Grundbedürfnisse zuwenden. An erster Stelle ist hier das Fortpflanzungsverhalten zu nennen, aber auch Rangordnungsbestrebungen bei sozial lebenden Spezies fallen unter diese Klasse.

5.1.3.3 Das Gut tierischen Lebens

Das Zuerkennen eines Gutes setzt voraus, daß dieses angestrebt werden kann. Hinsichtlich des Lebens muß dabei generell ein aktuelles von einem zukunftsorientierten Lebensinteresse unterschieden werden. Das aktuelle Lebensinteresse spiegelt sich in den Bestrebungen zur Schadensvermeidung wieder, wie sie sich bei allen Lebewesen beobachten lassen. Da jedoch nicht davon ausgegangen werden kann, daß Tiere über zukunftsorientierte Strebungen verfügen, respektive eine Vorstellung vom Übel des Todes haben (DITTRICH, 1993), kann ein Lebensinteresse, das über das Hier und Jetzt hinausgeht, für sie nicht angenommen werden. Das würde voraussetzen, daß sie sich als distinkte Identitäten in der Zeit begreifen können, was ohne die Beherrschung einer abstrakten Sprache mit Begriffen wie „Zeit", „Geburt", „Leben", „Tod" aber unmöglich erscheint. Somit kann Tieren im Gegensatz zum Menschen über ein unbeeinträchtigtes aktuelles Leben hinaus kein Gut zuerkannt werden, das einem „Weiterleben" entspricht; das tierische Leben ist folglich wertmäßig auf einer Stufe mit den unmittelbaren tierischen Gütern anzusiedeln.

5.2 Abwägungskriterien beim Güter-/Pflichtenkonflikt

5.2.1 Allgemeine Regeln

Die folgenden Ausführungen beschäftigen sich mit den Grundzügen der normativen Ebene und dienen der Darstellung, wie das Proportionalismuskriterium operationalisiert werden kann, wenn in konkreten Entscheidungssituationen verschiedene Güter - respektive die Pflichten, diese Güter zu erhalten und zu fördern - miteinander in Konflikt treten. Ausgehend von einigen allgemeinen Regeln lassen sich durch logische Deduktion eine Vielzahl von Normen gewinnen, die auf empirische Einzelfälle angewendet werden können.

5.2.1.1 Konzentrische Kreise der Pflichten

Die erste Regel betrifft die praktischen Konsequenzen der oben postulierten Hierarchisierung verschiedener biologischer Arten in der moralischen Gemeinschaft. Hierzu wird auf ein Modell von SIEP zurückgegriffen, der bei seiner Entwicklung einer Bioethik vorschlägt, Ethik als ein System „konzentrischer Kreise" zu betrachten. Die Ansprüche mündiger Personen bilden für ihn als „ein Spezialfall des Guten, das wir auch nicht-mündigen Menschen und darüber hinaus nicht-menschlichen Wesen" (SIEP, 1996) gegenüber tun sollen, den innersten Kreis der strengsten Pflichten.

Dieses Modell wird insofern modifiziert, als sich aufgrund der geforderten Sonderstellung für *alle* Menschen im innersten Kreis der Pflichten nicht nur mündige Personen, sondern auch die human marginal cases befinden. Unter sonst gleichen Umständen stellen somit Leben und Gesundheit eines Säuglings und eines gesunden erwachsenen Menschen gleich zu bewertende und zu achtende Güter dar. Vergleichbar den Kreisen, die ein ins Wasser geworfener Stein bildet, folgen anhand der Stellung in der Scala naturae die unterschiedlichen Säugetiere, Wirbeltiere, niedere Tiere, Pflanzen etc.. Wie auch die durch den Stein verursachten Wellen zunehmend niedriger werden, so „schwächen" sich mit wachsender Distanz zum Menschen die direkten Pflichten des Handelnden diesen Lebewesen gegenüber ab, was sich exemplarisch anhand der Nebenfolgen des Handelns darstellen läßt.

Wer sich sittlich richtig verhalten will, ist zunächst verpflichtet, bei all seinen Entscheidungen zu berücksichtigen, inwieweit durch die entsprechenden Handlungen (respektive Unterlassungen) die Güter anderer Menschen negativ beeinflußt werden können, auch wenn dies nicht direkt angezielt ist. So ist es beispielsweise unvertretbar, seinen Wagen mit 120 km/h durch ein Wohngebiet zu lenken, da hierdurch potentiell andere Menschen gefährdet werden, auch wenn das Ziel der Autofahrt beispielsweise darin besteht, möglichst schnell an einen wichtigen Ort zu gelangen. Die Verpflichtung, die Nebenfolgen von Handlungen auf die Verträglichkeit mit anderen Lebewesen hin zu überprüfen, wird nun aber zunehmend „schwächer", d.h. man ist beispielsweise nicht mehr dazu aufgefordert, vor jedem Schritt eines Spazierganges sicherzustellen, daß nicht das Leben einer Ameise oder eines Regenwurms vernichtet wird. Anders stellt sich die Situation jedoch dar, wenn die Tötung dieser Ameise das motivierende Ziel der Handlung wäre - in einem solchen Fall ist die Pflicht, die Schädigung des tierischen Lebens zu rechtfertigen, nicht aufgehoben.

Aus der konzentrischen Pflichtenordnung ergibt sich auch, daß generell bei der Kollision gleichartiger Güter unterschiedlicher Lebewesen die der höheren Spezies vorrangig zu werten sind, eine Tatsache, die mit unserer „Intuition" weitgehend übereinstimmt (SIEP, 1996). Diese Feststellung ist gerade für das tierärztliche Alltagshandeln (man denke nur beispielhaft an den lebensbedrohlichen Befall eines Hundes mit *Dirofilaria immitis*) von herausragender Bedeutung, wird in vielen Konzeptionen allerdings entweder ganz übersehen oder nicht hinreichend betont. In der extremen Ethik von SCHWEITZER ist sie sogar - wie bereits dargelegt - vollkommen hinfällig.

5.2.1.2 Das eingeschränkte Gleichheitsprinzip

Das Modell der konzentrischen Kreise muß auf der Basis dieser Überlegungen um eine weitere Komponente präzisiert werden - das sogenannte „eingeschränkte Gleichheitsprinzip". Im zwischenmenschlichen Bereich wurde für Konflikte, die bei der Kollision von Gütern unterschiedlicher Individuen entstehen, der Rechtsgrundsatz des Gleichheitsprinzips etabliert. In seiner einfachsten Formulierung besagt er, daß Gleiches - unabhängig davon, wem es zugehörig ist - gleich behandelt werden muß (HÖFFE, 1984b). Beispielsweise besteht die Pflicht, unter sonst gleichen Umständen die Gesundheit eines schwarzen Asylbewerbers und eines weißen Akademikers gleich zu bewerten. Dieses Prinzip stimmt mit der alltäglichen moralischen Intuition offenkundig überein und scheint zunächst keine Probleme zu verursachen. Allerdings wird nicht nur von Albert SCHWEITZER, sondern auch von Vertretern pathozentrischer Ansätze wie Peter SINGER (1994), gelegentlich eine Ausweitung des Gleichheitsprinzips auf *alle* Wesen, die über ein bestimmtes Gut verfügen können, gefordert - somit wäre beispielsweise die Schmerzfreiheit eines Hundes gleich stark zu berücksichtigen wie die eines Menschen.

Innerhalb der Phänomenologie der Achtung hat das Gleichheitsprinzip sehr wohl Geltung - allerdings immer nur in Bezug auf Angehörige derselben Spezies, die sich „im selben Kreis" befinden. Die Leben zweier verschiedener Hunde sind dann beispielsweise gleichrangig, aber jeweils von einem niedrigerem Wert als das eines menschlichen Säuglings.

5.2.1.3 Vertretbare Schädigungen tierischer Güter

5.2.1.3.1 Schädigung unmittelbarer tierischer Güter

Es wurde bereits an anderer Stelle (BLUMER et al., 1995) postuliert, daß die unmittelbaren Güter eines Tieres nur dann tangiert werden dürfen, wenn hierdurch entweder eine deutliche Verbesserung auf der Ebene der unmittelbaren Güter von Artgenossen oder von in der Scala naturae höherstehenden Tieren resultiert. Hierbei ist neben dem nicht unwesentlichen Sektor „Tierversuche für Tiere" auch an Problemfelder wie die bereits erwähnte therapeutische Tötung von Parasiten zu denken. Des weiteren ist sie in den Fällen zulässig, durch die eine *wesentliche und nicht auf anderem Wege zu erreichende* Verbesserung für naturale Güter des Menschen intendiert wird.

Auf das häufig und kontrovers diskutierte Vegetarismusproblem, d.h. die Frage, inwieweit ein Einsatz von Tieren zugunsten der Erzeugung von Lebensmitteln zu rechtfertigen ist, kann hier nicht ausführlich eingegangen werden. Es sei nur angemerkt, daß sich unter der Voraussetzung einer Tierhaltung, die zu keiner Schädigung der unmittelbaren Güter führt, also im weitesten Sinne „artgemäß" ist, hinsichtlich des Tierschutzes wohl keine unlösbaren Probleme ergeben dürften. Nicht einmal im zwischenmenschlichen Bereich ist eine „Nutzung" des anderen für eigene Interessen in jedem Fall unzulässig. Analog kann auch der Einsatz von Tieren zugunsten menschlicher Zwecke nicht generell abgelehnt werden - beispielsweise ist die Nutzung eines Rindes zur Milchgewinnung bei angemessenen Haltungsbedingungen durchaus sittlich gerechtfertigt, selbst wenn hierdurch unmittelbare tierische Güter beeinträchtigt werden (wie im Fall der Milchkuh beispielsweise das soziale Gut des Kalbes, im nahen Kontakt zum Muttertier aufzuwachsen). Die schmerzlose Tötung stellt eine Verletzung des aktuellen Lebens dar und beeinträchtigt keine zukunftsorientierten Strebungen. Sie ist damit analog zu der Schädigung eines anderen unmittelbaren tierischen Gutes zu bewerten. Im Rahmen der Vegetarismusdiskussion erscheint es deshalb zweifelhaft, daß sich ein generelles Schlachtverbot begründen läßt.

Eine Schädigung der unmittelbaren Güter zugunsten mittelbarer menschlicher Grundgüter ist generell nicht zulässig - es sei denn, sie wäre dadurch zu rechtfertigen, daß hierdurch der Schutz oder die Förderung unmittelbarer naturaler Grundgüter intendiert wird. Ein konkretes Beispiel wäre eine Wildschweinrotte, die wiederholt das Feld eines Bauern (also ein mittelbares menschliches Grundgut) zerstört. Hier könnte - wenn das Feld die einzige Möglichkeit für diesen Bauern darstellt, seinen Lebensunterhalt zu sichern - auch die Tötung der Tiere gerechtfertigt werden.

5.2.1.3.2 Schädigung mittelbarer tierischer Güter

Mittelbare tierische Güter dürfen zunächst in allen Fällen, in denen eine Schädigung unmittelbarer Güter zulässig ist, tangiert werden. Darüber hinaus können bei einem Konflikt mittelbarer Grundgüter des Menschen und mittelbarer Güter eines Tieres die des Tieres dann nachrangig sein, wenn die Güter des Menschen nicht auf anderem Wege erhaltbar oder realisierbar sind. Allerdings kann es zu Problemen kommen, wenn tierische Güter gegen *rein* ökonomische Interessen stehen - dann ist eine exakte Einzelfallanalyse angebracht, wobei ein Primat des tierischen Wohlergehens anzunehmen ist.

Eine Schädigung tierischer Güter zugunsten der Kategorie „sonstige menschliche Güter" ist generell unzulässig. Das inzwischen gesetzlich geregelte Verbot von Tierversuchen zugunsten von Luxusartikeln wie dekorativen Kosmetika oder aber im Rahmen militärischer Forschung läßt sich aus dieser Norm ableiten. Die ethischen Probleme, die sich aus diesem Postulat hinsichtlich der Heimtierhaltung oder der Nutzung von Tieren im Rahmen von sportlichen Aktivitäten ergeben, bedürfen einer separaten Diskussion, die in dieser Arbeit nicht geführt werden kann.

5.2.1.4 Übelvermeidung und Übelminimierung

Das Prinzip der Übelvermeidung postuliert, daß unter sonst gleichen Umständen immer die Handlung zu wählen ist, die einen negativen Einfluß auf moralisch relevante Güter ganz vermeidet oder mit geringerer Wahrscheinlichkeit zur Folge hat.

Ein weiteres moralisches Grundprinzip ist das der Übelminimierung. Es besagt, daß ein gewähltes, *unvermeidbares* Übel auf das geringstmögliche Maß reduziert werden muß. Aus diesen beiden Prinzipien lassen sich eine Vielzahl praktischer Konsequenzen deduzieren, auf die im Folgenden näher einzugehen ist. Auch das von RUSSELL und BURCH (1959) vorgestellte „3-R-Konzept" (Replace, Reduce, Refine); das für den Tierversuchsbereich bis heute von tragender Bedeutung ist, kann auf diese ethischen Grundargumente zurückgeführt werden.

5.3 Normen für die sittliche Vertretbarkeit von Tierversuchen

5.3.1 Normen in Bezug auf Versuchstiere

Vor der Erörterung der Normen im Tierversuchsbereich ist der Korrektheit halber festzustellen, daß die hier entstehenden Güterkonflikte einen ganz besonderen Stellenwert besitzen, denn es liegen keine Situationen vor, in denen es - vom handelnden Subjekt nicht beeinflußt - aufgrund kontingenter Ereignisse zu einer unmittelbaren Konkurrenz verschiedener Güter kommt. Vielmehr ist es erst der Wissenschaftler, der den Konflikt zweier positiver Pflichten zu einem Güterkonflikt umwandelt. Die erste positive Pflicht ist dabei die zur Erhaltung und Förderung menschlicher Gesundheit, wobei auch der Erwerb biomedizinischen Grundlagenwissens unter sie zu subsumieren ist. Die zweite positive Pflicht gilt der weitestgehenden Erhaltung und Wahrung der tierischen Gesundheit und des tierischen Wohlbefindens.

In den Fällen, in denen sich Tierversuche als unverzichtbar für die medizinische Forschung erweisen, sieht sich der Wissenschaftler vor die Wahl gestellt, eine der beiden positiven Pflichten verletzen zu müssen. Dem Modell der konzentrischen Kreise wie dem Alltagsverständnis zufolge besitzt jedoch die Pflicht gegenüber anderen Menschen einen höheren Stellenwert, so daß es legitim ist, einen „künstlichen" Güterkonflikt zu konstruieren, in dem die Gesundheit von Menschen mit verschiedenen tierischen Gütern in Konkurrenz tritt.

5.3.1.1 Übelvermeidung

Den Primat der Pflichten, die sich im Rahmen einer konstruierten Güterabwägung im Tierversuch ergeben, nimmt die Übelvermeidung ein, d.h. alle vermeidbaren Schädigungen oder Beeinträchtigungen tierischer Güter sind unzulässig, sie müssen durch eine Realisierung höherrangiger Güter gerechtfertigt werden.

Vermeidbare Übel können sowohl vor als auch während oder nach dem eigentlichen Versuch entstehen. Da der gemäßigte Biozentrismus „individualistisch" konzipiert ist, muß zunächst der Einsatz *jedes einzelnen Tieres* in einem Versuch gerechtfertigt werden, danach bedarf die Schädigung jedes einzelnen Gutes des betroffenen Individuums einer Begründung. Somit können vermeidbare Übel das einzelne Tier, aber auch einzelne Güter des Individuums betreffen, eine Differenzierung, der nun methodisch gefolgt wird.

5.3.1.1.1 Übelvermeidung in Bezug auf das einzelne Tier

5.3.1.1.1.1 Legitimität des Versuchszwecks

Ein Versuchsvorhaben, dem eine sittlich unvertretbare Zielsetzung zugrundeliegt, stellt ein vermeidbares Übel dar, denn der Einsatz jedes einzelnen Tieres in einem derartigen Projekt kann nicht gerechtfertigt werden.

Somit steht die Prüfung der Legitimität des Versuchszwecks an der Spitze der Pflichten im Rahmen der Güterabwägung. Ob ein Versuch wirklich ethisch vertreten werden kann, hängt vor allem davon ab, welches Gut durch ihn realisiert werden soll. Relativ einfach läßt sich diese Frage für Forschungsvorhaben beantworten, die eine klare Fragestellung bei weitgehend präzise vorhersehbaren Folgen für die betroffenen Tiere aufweisen. Exemplarisch lassen sich chirurgische Experimente nennen, bei denen neue Operationstechniken oder -instrumente im Finalversuch getestet werden - hier steht das Gut eines für die Erhaltung menschlicher Gesundheit notwendigen Erkenntnisfortschritts gegen das Gut tierischen Lebens.

Auch die gesetzlich vorgeschriebenen Versuche zur Prüfung bestimmter Stoffe oder Produkte auf ihre Unbedenklichkeit für die Gesundheit von Mensch oder Tier weisen eine überschaubare Zweck-Mittel-Relation auf und lassen eine relativ unkomplizierte Abwägung zu.

Komplizierter gestaltet sich die Legitimitätsprüfung jedoch in den kontrovers diskutierten Gebieten der Lehre und Grundlagenforschung, wo sich die Frage stellt, ob das abstrakte Gut menschlichen Erkenntnisgewinns höher zu bewerten ist als unmittelbare tierische Güter. Wegen der überragenden Bedeutung dieser Frage für den Tierversuch im allgemeinen und die gentechnische Veränderung von Tieren im speziellen ist dieser Thematik ein separater Abschnitt gewidmet.

Das deutlichste Beispiel für einen ethisch unvertretbaren Versuchszweck stellt die inzwischen ebenfalls gesetzlich verbotene Entwicklung oder Erprobung von Waffen mittels des Tierversuchs dar (vgl. § 7, Abs. 4 TSchG), bei der motivierendes Forschungsziel die Bereitstellung von Mitteln zur Vernichtung menschlichen Lebens ist. Dies kann sittlich keinesfalls als ein „Gut" eingestuft werden. Da die Schädigung tierischer Güter für sonstige menschliche Güter als generell unzulässig eingestuft wurde, ist auch die Testung dekorativer Kosmetika, die als Luxusgüter einzustufen sind, an lebenden Tieren sittlich falsch.

5.3.1.1.1.2 Anwendung von Alternativmethoden

Auch wenn die Zielsetzung eines Experiments ethisch vertretbar ist, kann der entsprechende Versuch noch nicht als gerechtfertigt gelten. Es muß gewährleistet sein, daß keine Handlungsalternativen existieren, die dem Proportionalismuskriterium besser entsprechen. Dies ist immer dann der Fall, wenn das Ziel auch ohne die Schädigung sittlich relevanter Güter erreicht werden kann - also durch Alternativmethoden, deren Einsatz auch durch den Gesetzgeber im Rahmen der „Unerläßlichkeit" im § 7, Abs. 2 TSchG gefordert wird.

Versuche, die trotz vorhandener, gleichwertiger Alternativen durchgeführt werden, schädigen jedes einzelne Tier ohne die zur Übelvermeidung verlangte Notwendigkeit, sie sind folglich unvertretbar. Allerdings bleibt immer zu berücksichtigen, daß eine Vielzahl der unter dem Terminus „Alternativen zum Tierversuch" subsumierten Verfahren keineswegs ohne die Schädigung tierischer Güter auskommt. So wird bei Versuchen am bebrüteten Hühnerei durchaus eine Schädigung eines tierischen Individuums vollzogen, was Darstellungen eines Vogelembryos am 7. Bebrütungstag deutlich vor Augen führen (ROLLE, 1984) - es handelt sich somit streng logisch um keine echte „Alternative" (HLINAK et al., 1994) zum Tierversuch. Das Hühnerei ist „nur" ein Beitrag zur Übelverminderung, da diese Handlung dem Proportionalismuskriterium besser genügt - der Vogelembryo verfügt noch über relativ wenige Strebungen und Güter, die geschädigt werden können. Auch die Etablierung von Zellkultursystemen kommt nicht ohne die Schädigung mindestens eines Spenderorganismus aus - sei es, daß die zelliefernden Organe durch chirurgische Eingriffe oder durch die Tötung der Tiere gewonnen werden, wobei organspezifische „Primärkulturen" bei der Herstellung von Impfstoffen sogar für jeden einzelnen Produktionsgang neu gewonnen werden müssen (CUSSLER und HENDRIKSEN, 1996).

Derartige Entscheidungen, die vor dem eigentlichen Versuch getroffen werden, sind im Rahmen einer Güterabwägung selbstverständlich zu berücksichtigen, und so lassen sich durchaus Fälle denken, in denen ein Tierversuch trotz vorhandener „Alternativmethode" gerechtfertigt werden kann, wenn beispielsweise einer relativ geringen Schädigung des Versuchstiers im Rahmen einer dermatologischen Verträglichkeitsprüfung die Tötung eines anderen Tieres zur Gewinnung von Hautzellen gegenübersteht. Auf die praktische Unmöglichkeit der häufig geäußerten Forderung, alle Tierversuche durch Alternativmethoden zu ersetzen, braucht hier nicht näher eingegangen zu werden.

5.3.1.1.1.3 Wahl des geeigneten Tiermodells

In den meisten Tierversuchen dient das Tier als Stellvertreter des Menschen, weshalb man von „Tiermodellen" spricht (van der GULDEN et al., 1995). Der Terminus führt zwar häufig zu vermeidbaren Konflikten, da er leicht eine Degradierung von Tieren zu „Meßinstrumenten" suggeriert, er wird dennoch im Rahmen dieser Arbeit aufgegriffen und als naturwissenschaftlicher Fachbegriff ohne Wertung verwendet. Unter der Prämisse der Übelvermeidung ist die Auswahl des optimalen Tiermodells von besonderer Bedeutung.

Es kann zwar bei keinem Tierversuch mit Sicherheit ausgesagt werden, ob die Beantwortung der ausschlaggebenden Fragestellung gelingen wird - die Chance läßt sich jedoch über die Wahl geeigneter Modelle bis zu einem gewissen Grad beeinflussen. Untersucht man beispielsweise die Pathogenese einer genetisch bedingten Krankheit des Menschen, so steigt die Wahrscheinlichkeit, einen relevanten Wissenszuwachs erhalten zu können, signifikant an, wenn statt spontaner Tiermodelle *spezifisch induzierte* (van der GULDEN et al., 1995) - in diesem Fall transgene Mäuse - eingesetzt werden; wobei von dem Sonderfall, daß die spontane Mutation zufällig das gleiche Gen, das bei der spezifischen Induktion verändert wurde, betrifft, hier abgesehen sei. Anders formuliert: Der Einsatz des am besten geeigneten Tiermodells stellt im Rahmen der Übelvermeidung eine ethische Pflicht dar, um die Möglichkeit einer ergebnislosen Schädigung von Tieren weitestmöglich auszuklammern.

Bei einer Vielzahl genetisch bedingter Erkrankungen des Menschen - wie beispielsweise der zystischen Fibrose (HYDE et al., 1993) oder aber der Hypertonie mit den Folgekrankheiten Herzinfarkt, Schlaganfall und chronischem Nierenversagen, die zu den Haupttodesursachen in den westlichen Industriestaaten zählen (MULLINS et al., 1990) - können transgene Tiere als spezifisch induzierte Modelle einen wesentlichen Beitrag zur Übelvermeidung darstellen. Somit sind sowohl die gentechnische Veränderung der Tiere als auch deren anschließender Einsatz in Forschungsprogrammen in solchen Fällen nicht nur ethisch vertretbar, sondern sogar geboten. Die positive Pflicht des Forschers, die Pathogenese lebensbedrohlicher oder die Lebensqualität stark beeinträchtigender Erkrankungen des Menschen zu erforschen, ist eindeutig stärker als die Pflicht, die anvertrauten Tiere vor Schäden zu bewahren. Da zudem einerseits genetische Erkrankungen aufgrund der komplexen Zusammenhänge nur *in vivo* studiert werden können, andererseits ohne die Kenntnis der Pathogenese kein therapeutischer Fortschritt erwartet werden kann, ist hier der Verzicht auf Tierversuche mit einer Vernachlässigung der positiven Pflichten den Mitmenschen gegenüber gekoppelt und als Unterlassung (vgl. 2.4.2.2) rechtfertigungspflichtig.

5.3.1.1.1.4 Vermeidung unnötiger Wiederholungsversuche

Wenn Tiere in Versuchsvorhaben eingesetzt wurden, die in gleichartiger Weise bereits durchgeführt wurden oder sich an einem anderen Ort in Planung befinden, so handelt es sich in der Regel um vermeidbare Übel. Allerdings müssen unbegründete von begründeten Wiederholungsversuchen unterschieden werden: Wenn beispielsweise eine Forschergruppe Ergebnisse publiziert, deren Gültigkeit innerhalb der Scientific community berechtigte Zweifel aufwirft, die aber dennoch hinsichtlich der Zielsetzung von hoher Bedeutung sind, so ist ein Wiederholungsversuch mit exakt derselben Fragestellung und Methodik nicht nur zulässig, sondern auch geboten. Ein unbegründeter und somit zunächst ungerechtfertigter Wiederholungsversuch liegt hingegen vor, wenn im Rahmen der Versuchsplanung und -vorbereitung nur unzureichende Literaturrecherchen durchgeführt wurden.

In diesem Zusammenhang ist aus ethischer Sicht der Umstand, daß die Ergebnisse „negativ" verlaufender Tierversuche, die bei gegebener korrekter Fragestellung und Methodik keine deutlich neuen Fakten liefern, in aller Regel nicht publiziert werden, ausgesprochen kritikwürdig, denn auch Versuche, die eindeutig zeigen, daß die Arbeitshypothese falsch war, müssen als erfolgreich bezeichnet werden (BEYNEN und FESTING, 1995). Die Nichtveröffentlichung derartiger Projekte beinhaltet nicht nur das Risiko, für ein und dasselbe Gebiet mehrmals „sinnlos" Tiere einzusetzen, auch eine Vielzahl weiterer sittlich relevanter Werte sind hiervon betroffen (wie Finanzmittel, intellektuelle Kapazitäten, Arbeitszeit etc.).

5.3.1.1.1.5 Reduktion der eingesetzten Tierzahl

Die Zahl der Tiere, die innerhalb eines Versuches eingesetzt werden, spielt nur eine indirekte Rolle. Dies liegt daran, daß aufgrund der individualistischen Konzeption der Phänomenologie der Achtung, die utilitaristische Kalkulationen ablehnt, der Einsatz jedes einzelnen Tieres rechtfertigungsbedürftig ist.

Dennoch läßt auch eine Abwägung, in deren Zentrum das einzelne Lebewesen steht, deutliche Schlüsse auf die Zahl der insgesamt eingesetzten Individuen zu. Sind beispielsweise aufgrund einer zu geringen Zahl verwendeter Tiere die Ergebnisse statistisch nicht aussagekräftig, oder gelingt es aus diesem Grund nicht, biologisch bedeutungsvolle Wirkungen aufzudecken, so wurde jedes einzelne Tier letztlich „vergeblich" geschädigt, da das angestrebte Ziel der wissenschaftlichen Verwertung erhaltener Ergebnisse nicht erreicht werden kann. Andererseits ist jede unnötige Erhöhung der Tierzahl unvertretbar, da die Verwendung jedes einzelnen „überzähligen" Tieres ein vermeidbares Übel darstellt.

Somit spielt die sorgfältige mathematische Bestimmung der unerläßlichen Tierzahl, wie sie unter anderem von BEYNEN et al. (1995a) oder KÜBLER und PIGEOT (1993) vorgestellt wird, eine wesentliche Rolle zur Übelvermeidung. Berücksichtigt werden müssen daneben alle anderen Faktoren, die eine Reduktion der Tierzahl ermöglichen - wie beispielsweise eine tierschutzverträgliche Standardisierung, die über die Verminderung interindividueller Meßwertstreuungen wirkt (BEYNEN et al., 1995b).

Wenn allerdings wie bei MAND (1995) eine generelle Unvertretbarkeit von Versuchen, die eine bestimmte Tierzahl überschreiten, gefordert wird, so ist dies unter den gegebenen Prämissen als unbegründbar anzusehen, da kein rationales Kriterium angegeben werden kann, warum - um ein extremes Beispiel zu konstruieren - ein Versuch an 10.000 Ratten, der mit annähernd 100%iger Wahrscheinlichkeit zur Entwicklung eines HIV-Impfstoffes führen würde, als unzulässig eingestuft werden sollte.

5.3.1.1.2 Übelvermeidung in Bezug auf einzelne Güter

5.3.1.1.2.1 Haltungsbedingungen

Die wohl wichtigste Rolle bei der Verursachung vermeidbarer Übel vor, während und nach dem Versuch spielen die Haltungsbedingungen der Tiere.

So ist beispielsweise hinlänglich erwiesen, daß eine reizarme Umgebung ohne ausreichende Beschäftigung bei Jungtieren die Entwicklung und Differenzierung des Gehirns stören und bei adulten Tieren zu Fehlfunktionen des an sich normal entwickelten Gehirns führen kann (SCHMITZ J., 1993). Nähere Studien bei Rennmäusen lassen in diesem konkreten Beispiel als Ursache eine Dopaminerschöpfung im limbo-präfrontalen System nach frühkindlichen Dauerbelastungen vermuten (TEUCHERT-NOODT, 1996).

Das Gebot der Übelvermeidung besagt, daß jede Schädigung von Tieren durch suboptimale Haltungsbedingungen, die nicht im

Rahmen des Versuchszwecks erforderlich und gerechtfertigt ist, vermieden werden muß. Die Tiere sind so zu halten, daß nicht nur keine augenfälligen organischen Beeinträchtigungen entstehen, sondern auch den artgemäßen Verhaltensweisen weitestmöglich Rechnung getragen wird. Detailfragen zur Haltung der unterschiedlichen Tierarten sind dabei im Einzelfall unter Einbeziehung der Tierschutzbeauftragten und unter Berücksichtigung ethologischer Erkenntnisse zu klären, wobei die von STAUFFACHER (1996) vorgestellten neun grundsätzlichen Anforderungen an eine tiergerechte Haltung von Versuchstieren als Leitfaden dienen können.

5.3.1.1.2.2 Pflegepersonal

Für jedes Tier stellt eine medizintechnische Manipulation durch den Menschen eine Streßbelastung dar, denn auch wenn der eigentliche Eingriff nicht schmerzhaft ist, müssen in der Regel entsprechende Fixationsmaßnahmen vorgenommen werden. Dieses Übel kann vermieden - oder zumindest vermindert werden - wenn es gelingt, die Tiere frühzeitig und schonend an den Umgang mit Menschen zu gewöhnen, eine Aufgabe, die vorrangig in den Zuständigkeitsbereich des Pflegepersonals fällt. Vor allem bei Tieren, die eine intensive Beziehung zu Menschen aufbauen können - wie Hunde oder Katzen - ist deshalb ein gut geschultes, möglichst sensibles Personal zu wählen, dem ausreichend Arbeitszeit zum Aufbau von Kontakten mit den Tieren zur Verfügung steht. Da einige Untersuchungsergebnisse darauf verweisen, daß die Art des Umgangs mit Tieren sich positiv auf deren Gesundheit und somit auf die Qualität von Versuchsergebnissen auswirkt (KOOLHAAS et al., 1995), werden hierdurch indirekt auch andere Übel vermieden.

5.3.1.1.2.3 Experimentelles und humanes Versuchsende

Es ist offensichtlich, daß jeder Versuch, der zeitlich länger dauert, als zum Erreichen des Versuchsziels unbedingt nötig ist, aufgrund des Übelvermeidungs- und Übelverminderungsgebotes strikt abzulehnen ist. Zeitliche Verzögerungen im Versuch selbst, die aus einer organisationsbedingten Unentschlossenheit resultieren, müssen vermieden werden, deshalb ergibt sich die sittliche Pflicht, bereits bei der Planung festzulegen, welche Ergebnisse oder sonstigen Umstände ein sofortiges Beendigen des Experiments rechtfertigen. Bei GÄRTNER und MILITZER (1993) findet sich hierzu die sinnvolle Unterscheidung zwischen „humanen" und „experimentellen" Endpunkten.

„Humane" Endpunkte, die besser als „tierschonend" bezeichnet werden sollten, um die implizite Voraussetzung eines Anthropozentrismus zu vermeiden, sind dadurch bestimmt, daß durch unvorhersehbare Umstände im Versuchsverlauf die ursprünglich durchgeführte Güterabwägung aufgehoben wird. Dies ist beispielsweise der Fall, wenn die Schmerzbelastung der Tiere sich während des Versuches deutlich höher entwickelt, als dies angenommen wurde. Ob der Beendigung des Experiments eine Therapie der betroffenen Tiere folgt oder aber eine Euthanasie durchgeführt wird, muß in einer erneuten Güterabwägung eruiert werden.

„Experimentelle" Endpunkte sind erreicht, wenn alle für die Bearbeitung der versuchsleitenden Hypothesen notwendigen Daten vorliegen. Auch diese Endpunkte müssen vor der Versuchsdurchführung so genau wie möglich bestimmt werden, um zeitliche Verzögerungen zu Lasten der betroffenen Tiere weitestmöglich zu verhindern.

5.3.1.2 Übelminimierungsprinzip

Aus der Forderung, jedes gewählte, unvermeidliche Übel auf das geringstmögliche Maß zu reduzieren, läßt sich ebenfalls eine Vielzahl von Konkretisierungen ableiten, die hier nicht im Rahmen eines Vollständigkeit beanspruchenden Katalogs aufgelistet werden sollen. Es ergeben sich zum Teil deutliche „Überschneidungen" mit Forderungen, die bereits bei der Übelvermeidung erörtert wurden, weshalb diese Darstellung knapper gehalten werden kann. Im Rahmen der Übelminimierung erscheint die oben vollzogene Unterteilung in Bezug auf das einzelne Tier und einzelne Güter methodisch überflüssig.

5.3.1.2.1 Pflicht zur Verwendung „niederer" Tiere

Aus den Grundannahmen hinsichtlich der moralischen Gemeinschaft und der konzentrischen Pflichtenordnung läßt sich die These ableiten, daß prima facie - d.h. unter sonst gleichen Rahmenbedingungen - die Schädigung eines höherstehenden Tieres ein größeres Übel darstellt als die eines Individuums einer weniger entwickelten Spezies. Dieses ethische Postulat steht in Übereinstimmung mit unserer moralischen Intuition und wurde ebenfalls vom Gesetzgeber berücksichtigt, der beispielsweise eine deutliche Unterscheidung zwischen Wirbeltieren und Wirbellosen trifft (vgl. §§ 7-13 TSchG). Der Umstand, daß es gerade bei der Entscheidung zwischen verschiedenen Säugetieren - wie Hunden und Ratten - zu Problemen bei der Feststellung, welche Art „höher" und welche „niedriger" ist, kommen kann, wurde bereits angesprochen (vgl. Abschnitt 3.7.3.5.2) und soll hier nicht weiter vertieft werden. Es bleibt jedoch anzumerken, daß die psychologische Belastung des Pflegepersonals, für das die Manipulation an einem Hund schlimmer als die einer Ratte ist, in solchen Fällen ebenso wie finanzielle und organisatorische Rahmenbedingungen in die Abwägung integriert werden kann und muß.

5.3.1.2.2 Pflicht zur Belastungsreduktion

Eine der wichtigsten Konsequenzen aus dem Übelverminderungsgebot stellt die Pflicht zur weitestgehenden Reduktion physischer und psychischer Belastungen der Tiere dar. In allen Fällen, in denen eine Schmerzbelastung anzunehmen ist und das Versuchsziel es zuläßt, ist deshalb für eine ausreichende Analgesie und/oder Anästhesie zu sorgen - eine Pflicht, die sich auch positiv auf die wissenschaftlichen Versuchsergebnisse auswirken kann (BERTENS et al., 1995). Die Verminderung psychischer Belastung kann vor allem durch bereits angesprochene Faktoren wie Gewöhnung an das Pflegepersonal und zeitlich optimierte Arbeitsabläufe erreicht werden.

Die Möglichkeiten zur Übelminimierung müssen selbstverständlich auch außerhalb des eigentlichen Tierversuchs ergriffen werden. Geeignete Haltungsbedingungen stellen hier den bedeutendsten Faktor dar - daneben ist erneut eine optimale Ausbildung des Pflegepersonals zu fordern, denn nur fundierte Kenntnisse über physiologisches Aussehen und Verhalten der betreuten Tiere erlauben es, Abweichungen vom Normalzustand, die auf Güterschädigungen hinweisen, zu erkennen.

5.3.2 Normen in Bezug auf den zwischenmenschlichen Bereich

Ein Themenkreis, der in der zunehmend öffentlich geführten Diskussion um die ethische Vertretbarkeit von Tierversuchen häufig vernachlässigt wird, betrifft die Vielzahl von Normen, die der Regelung des zwischenmenschlichen Bereiches dienen und ebenfalls von hoher sittlicher Relevanz sind. Während die bislang erörterten Normen in Bezug auf Tiere wesentlich durch ihre „Asymmetrie" charakterisiert waren (hierunter ist das Faktum zu verstehen, daß den direkten Pflichten auf seiten der handelnden Menschen kein „Gegengewicht" entspricht, da Tiere nicht zu sittlich richtigen respektive falschen Handlungen fähig sind), herrscht im zwischenmenschlichen Bereich ein ausgewogenes Pflichtenverhältnis, da die Angehörigen aller betroffenen Parteien in der Regel rational handlungsfähige Personen darstellen.

5.3.2.1 Direkt am Tierversuch beteiligte Personen

Wie die Mehrzahl der modernen wissenschaftlichen Unternehmungen sind auch Versuchsvorhaben unter dem Einsatz von Tieren in ihrer Struktur multipersonal, d.h. eine Vielzahl von Akteuren wirken mit. Neben dem wissenschaftlichen Leiter und seinen Assistenten sind zunächst Tierpfleger, technische Assistenten und in Ausbildung befindliche Personen direkt in das Versuchsgeschehen involviert - von den v.a. im industriellen Bereich noch wesentlich weiterreichenden Beteiligungen sei hier abgesehen. Für all diese Personen ergibt sich aus ihrer beruflichen Tätigkeit eine Vielzahl von Fragen und Problemen, die oft genug auch das Privatleben belasten, was im Extremfall sogar dazu führen kann, daß sensible Menschen - die für den Umgang mit Tieren besonders geeignet sind - ständigen Auseinandersetzungen und Angriffen auf ihre Person einen Berufswechsel vorziehen.

In derartigen Situationen ist die sittliche Verantwortung der wissenschaftlichen Leiter für ihre Mitarbeiter und Studenten besonders wichtig - an erster Stelle steht dabei die Forderung nach *Transparenz*. Jeder, der direkt in das Versuchsgeschehen involviert ist, muß in ausreichender und objektiver Weise über Zweck und Methodik des Forschungsprojekts sowie über die realistisch zu erwartende Belastung der eingesetzten Tiere informiert werden, um sich so einen fundierten persönlichen Standpunkt bilden zu können. Verantwortbares Verhalten den Mitarbeitern gegenüber erschöpft sich allerdings nicht in der umfassenden Information - auch eine angemessene Beteiligung der Einzelakteure an der Gesamtverantwortung ist jenseits der Verbesserung des „Betriebsklimas" ein sittliches Postulat. Eine gute Übersicht zur Methodik einer distributiven Verantwortung innerhalb komplexer Systeme findet sich bei LENK (1992).

5.3.2.2 Gesamtheit der Wissenschaftler (Scientific community)

Die Verpflichtungen, die sich aus dem Beziehungsgeflecht innerhalb der Scientific community ergeben, sind vielfältig und können größtenteils als bekannt vorausgesetzt werden. Generell gilt die Verpflichtung zur strengen Einhaltung der jeweiligen fachwissenschaftlichen Standards. Des weiteren ist hinsichtlich des Vorgehens bei Veröffentlichungen zu fordern, daß die Ergebnisse *aller* Versuche *schnellstmöglich* in einen allgemein zugänglichen „Informationspool" einzuspeisen sind. Traditionell erfolgt dies durch Publikationen in den entsprechenden wissenschaftlichen Zeitschriften, wobei sich in den letzten Jahren ein steigender Trend Richtung elektronischer Medien abzeichnet.

Gerade bei den Zeitschriften erfolgt in aller Regel vor dem Druck eine eingehende Prüfung, ob die vorgelegte Studie den Kriterien wissenschaftlichen Arbeitens genügt - darüber hinaus wird bei Tierversuchen oftmals eine Stellungnahme zur ethischen Vertretbarkeit eingefordert, was dafür spricht, daß die wissenschaftsinternen Prüfinstanzen stärker ausgebildet sind, als die öffentliche Diskussion dies berücksichtigt. Daß sich die Publikation „geschönter" Ergebnisse strengstens verbietet, sollte eigentlich selbstverständlich sein - dennoch scheinen derartige Fälle immer wieder vereinzelt vorzukommen. Wie bereits angesprochen, ist ein ethisches Postulat, *alle* neuen Informationen der Scientific community zugänglich zu machen - unter dieser Rücksicht muß nochmals das Faktum kritisiert werden, daß bis heute kein Publikationsorgan für „negativ" verlaufene Studien existiert.

5.3.2.3 Indirekt durch die Handlung betroffene Personen

Dies ist vielleicht der „originärste" ethische Bereich, denn hier ist eine ihrer Hauptaufgaben situiert - die Versachlichung der Konfliktebenen. Häufig wird der Dialog zwischen Fachwissenschaftlern und „Außenstehenden" emotional, unsachlich oder gar entwürdigend polemisch geführt.

In Einzelfällen ging dies sogar so weit, daß durch militante Tierschutzorganisationen gezielt Falschinformationen samt Privatadressen von Wissenschaftlern an belebten Plätzen auf Plakatwänden veröffentlicht wurden - womit gewaltsame Aktionen nicht nur billigend in Kauf genommen, sondern geradezu provoziert wurden (BÜTTNER-ENNEVER, 1994). Ethik will in derartigen Konflikten keine der betroffenen Parteien in irgendeiner Weise privilegieren, sondern eine neutrale „Schiedsrichterposition" einnehmen und auf die objektiv vorhandenen Pflichten hinweisen, die hier nur angedeutet werden können.

In einer pluralistischen Demokratie wie der Bundesrepublik Deutschland finden sich Wissenschaftler und Wissenschaftsorganisationen eingebunden in eine Gesamtgesellschaft, die neben vielen anderen Faktoren - wie Bereitstellung einer funktionierenden Infrastruktur - auch durch Steuergelder die wissenschaftliche Arbeit erst ermöglicht. Die gesellschaftliche Akzeptanz und Förderung der Wissenschaft basiert nicht nur auf spektakulären Forschungserfolgen, sondern auch auf einer ausreichenden Information der Öffentlichkeit - d.h. es ist eine *umfassende* Aufklärung über *alle* relevanten Aspekte in einer *allgemeinverständlichen* Sprache notwendig. Wenn die Leistungen der Wissenschaft nicht mehr „kommunizierbar" sind (VOSSENKUHL, 1992), wird ihr letzten Endes die Vertrauensbasis entzogen, was sich z.T. schon heute als wissenschafts- und technikfeindliche Einstellung in breiten Teilen der Bevölkerung zeigt.

Auf der anderen Seite gilt für die Öffentlichkeit und Politik in gleicher Weise das Gebot der Sachlichkeit, d.h. Inkonsistenzen und Inkonsequenzen in Argumentation und Verhalten sind abzulehnen. Es ist beispielsweise unvertretbar, einerseits die positiven Entwicklungen des wissenschaftlichen und technologischen Fortschritts einfach hinzunehmen und andererseits gleichzeitig die

Gesamtverantwortung für mögliche Risiken und Nebenfolgen der Forschung ausschließlich den Wissenschaftlern aufzubürden.

An dem häufig postulierten und zur Konfliktlösung unabdingbaren breit geführten öffentlichen Diskurs, der über die Legitimität von Zielen und Umsetzungen entscheidet, sollten nur die Personen teilnehmen, die *sachlich* argumentieren können und wollen. Dies erfordert keineswegs zwingend ein hohes Niveau an fachspezifischem Wissen, denn gerade „Außenstehende" können in offenen Diskussionen oft vernachlässigte Aspekte in den Vordergrund rücken. Allerdings ist eine gewisse Grundlagenkenntnis über das jeweilige Wissenschaftsgebiet unerläßlich.

Die Pflicht zur Sachlichkeit und Objektivität gilt in gleicher Weise für Gruppierungen wie Journalistenverbände oder Tierschutzorganisationen. Besonders gefragt ist hierbei der Berufsethos der Medienvertreter, die häufig spektakuläre Risikoszenarien über sachlich korrekte Informationsvermittlung stellen und so wesentlich zur Bildung einer Kluft zwischen Wissenschaftlern und Öffentlichkeit beigetragen haben. In keinem Fall aber darf das Engagement für ein Ziel - sei es Wissenschaft oder Tierschutz - so absolut gesetzt werden, daß ihm der verantwortungsvolle Umgang mit anderen Menschen zum Opfer fällt.

5.4 Transgene Tiere und Übelvermeidung/-minimierung

Der folgende Abschnitt konkretisiert die ethischen Gebote der Übelvermeidung und -minimierung anhand der gentechnischen Veränderung von Säugetieren. Zunächst wird erörtert, wie beide Prinzipien auf die in den Verfahren eingesetzten Tiere selbst anzuwenden sind. Anschließend erfolgt eine kurze Darstellung, wie durch den Einsatz von transgenen Tieren in der biomedizinischen Forschung positive Auswirkungen auf Übelvermeidung und -verminderung erzielt werden können. Zur Veranschaulichung wird das Versuchstier Maus in den Vordergrund gestellt.

5.4.1 Übelvermeidung bei der Erstellung/Verwendung transgener Tiere

Ein besonderes Charakteristikum bei der Erstellung transgener Tiere ist, daß neben den eigentlichen Versuchstieren, d.h. den gentechnisch veränderten Mäusen, viele weitere Individuen durch die Handlungen betroffen sind, die in der ethischen Bewertung nicht übersehen werden dürfen. Diese fungieren im Versuchsablauf als „Mittel zum Zweck" und werden deshalb als „Mittelindividuen" bezeichnet, wobei sich bei Mäusen folgende Gruppen anführen lassen:

1. Individuen, an denen Eingriffe vorgenommen werden müssen, um den eigentlichen Gentransfer zu ermöglichen. Hierzu gehören neben den weiblichen Embryonenspendern und -empfängern auch die vasektomierten Böcke.
2. Individuen, die nach dem Gentransfer im Rahmen der Zuchtvorhaben als „überflüssige" Tiere anfallen. Hierzu gehören alle nicht-transgen geborenen Mäuse sowie überzählige männliche Tiere.

Um unnötige Komplikationen zu vermeiden, sei für die nächsten Schritte vorausgesetzt, daß die Genmanipulation im Rahmen eines Vorhabens mit vertretbarer Zielsetzung erfolgt - wie die Erstellung des Tiermodells für die genetisch bedingte Atherosklerose des Menschen (WILLIAMSON et al., 1992) - d.h. die Schädigung der gentechnisch veränderten Tiere wurde vorab im Rahmen einer Güterabwägung gerechtfertigt. Unter dieser Prämisse stellt die Beeinträchtigung der organischen Ganzheit der Mittelindividuen ein in Kauf genommenes Übel dar, das nicht um seiner selbst willen angestrebt wird.

5.4.1.1 Embryonenspender

Bei Mäusen bedürfen hinsichtlich der Embryonenspender besonders zwei Eingriffe der näheren ethischen Untersuchung: Zum einen die hormonelle Superovulation, zum anderen die zur Gewinnung der Embryonen unerläßliche Tötung. Die Superovulation, ein Routineverfahren bei der Gewinnung von Embryonen (HOGAN et al., 1994), wird durch eine intraperitoneale Injektion vorgenommen und stellt unstrittig einen - wenn auch geringfügigen - belastenden und schmerzhaften Eingriff dar. Sie muß somit als Schädigung eines unmittelbar naturalen Gutes eingestuft werden. Da Embryonen auch ohne diese Prozedur gewonnen werden können, ist sie nicht absolut notwendig. Dies wirft die Frage auf, ob der Eingriff aufgrund der Pflicht zur Vermeidung unnötiger Übel am einzelnen Tier unzulässig ist. Zunächst muß angemerkt werden, daß die Superovulation aus medizinischer Sicht als eine relativ unerhebliche Maßnahme einzustufen ist. Für die Tiere entsteht lediglich eine vorübergehende Streßbelastung durch die unerläßliche Fixierung und die anschließende intraperitoneale Injektion. Die sittliche Rechtfertigung erfolgt durch eine Güterabwägung: Das Verfahren, von dem bei korrekter Dosierung keinerlei belastenden Nebenwirkungen bekannt sind, ermöglicht eine deutliche Reduktion der benötigten Spendertiere, die in Abhängigkeit von dem verwendeten Mäusestamm steht. Untersuchungen des Lehrstuhls für Molekulare Tierzucht und Haustiergenetik der Ludwig-Maximilians-Universität München zufolge reicht die Zahl der nach einer Hormonbehandlung gewonnenen Embryonen pro weiblichem Spendertier von durchschnittlich 22,6 unter Verwendung des Stamms CD-1 bis hin zu einem Durchschnitt von 30 Embryonen bei dem Stamm B6D2F1 (unveröffentlichte Angaben aus den Institutsunterlagen). Zieht man in Betracht, daß aus unbehandelten weiblichen Tieren in der Regel nicht mehr als 10 Embryonen entnommen werden können, so läßt sich leicht erkennen, wie deutlich das geringe Übel der Belastung des einzelnen Tieres durch die Superovulation aufgewogen wird. Dieser Eingriff ist somit im Rahmen gerechtfertigter Versuchsvorhaben nicht nur sittlich vertretbar, sondern als ethisch geboten einzustufen. Allerdings sollten Einwände, die besagen, daß die Prozedur für weibliche Tiere unter einem Lebensalter von 3-4 Wochen besonders belastend ist, und daß sich einige Inzuchtstämme nicht optimal zur Superovulation eignen (HUBRECHT, 1995), im Vorfeld für jeden einzelnen Fall geprüft werden. Die Tötung der Spendertiere mit nachfolgender Isolation und Spülung des Uterus ist bei der Maus notwendige Bedingung zur Embryonengewinnung. In der Regel wird dabei das Genick der Tiere gebrochen, was über die Ausschaltung des Gehirns zu einem raschen und schmerzlosen Tod führt (BERTENS et al., 1995). Auch diese Schädigung des unmittelbar naturalen Gutes „Leben" ist bei vertretbarer Zielsetzung des Versuches als gerechtfertigt einzustufen. Allerdings ist im Rahmen der Übelminimierung geboten, daß nur Personal mit ausreichendem manuellen Geschick und Erfahrung die nicht ganz einfache Prozedur (BERTENS et al., 1995) vollzieht.

5.4.1.2 Embryonenempfänger

Nach der *in-vitro*-Manipulation, die in der Regel durch DNA-Mikroinjektion oder ES-Zelltransfer erfolgt, werden die Embryonen in geeignete zyklussynchronisierte Empfängertiere verbracht, was bei Mäusen im Gegensatz zu größeren Tieren wie Rindern nur durch einen chirurgischen Eingriff erfolgen kann (HOGAN et al., 1994).

Dieser ist aufgrund der notwendigen Fixierung und Narkotikuminjektion und des postoperativen Wundschmerzes mit einer Schädigung unmittelbar naturaler Güter verbunden. Allerdings kann in allen drei Fällen - inklusive der Operation - von einer minimalen Belastung des Tieres ausgegangen werden. Nach abdominalen Eingriffen tritt bei Tieren gewöhnlich nur geringer Schmerz auf (SCHLENKER, 1996), was sich daran zeigt, daß sie sich bereits einige Stunden nach dem Aufwachen aus der Narkose wieder völlig normal verhalten. Da sie die einzige Möglichkeit zum Erreichen des Versuchszwecks darstellen, sind diese Handlungen somit als ethisch vertretbar zu beurteilen.

5.4.1.3 Vasektomierte Böcke

Im Rahmen der Zyklussynchronisation werden die Embryonenempfänger mit Mäuseböcken angepaart, die durch eine chirurgische Durchtrennung des Samenleiters infertil sind. Dieser Eingriff ist analog der Laparotomie an den weiblichen Empfängertieren zu beurteilen - es handelt sich ebenfalls um ein unerläßliches, aber geringes Übel, das im Rahmen eines vertretbaren Versuches sittlich zulässig ist.

5.4.1.4 Nicht transgen geborene und überzählige männliche Tiere

Eine tierschutzrelevante Besonderheit bei der Erstellung transgener Tiere ist, daß im Rahmen dieser Versuche eine relativ hohe Zahl von Tieren in das Versuchsgeschehen involviert wird, die im Gegensatz zu den Embryonenspendern, -empfängern und vasektomierten Böcken „überflüssig" geschädigt werden, da ihr Einsatz keine notwendige Bedingung zum Erreichen des Versuchsziels darstellt. Hiermit sind zum einen alle nicht transgen geborenen Tiere gemeint. Zum anderen fallen bei der Erstellung von ES-Zellchimären mit dem Ziel, in der F2-Generation homozygot-transgene Linien zu erhalten, neben Individuen beider Geschlechter, bei denen keine Keimbahnbesiedelung durch die transgenen ES-Zellen erfolgte, auch für die Weiterzucht nicht notwendige männliche Tiere an. Die oft kritisierte Schädigung all dieser Tiere (POOLE, 1996) stellt aufgrund der biologischen Gegebenheiten eine unvermeidliche, in Kauf genommene Nebenfolge dar, somit ist es angebracht, die betroffenen Mäuse ebenfalls als Mittelindividuen einzustufen.

Im Rahmen der Übelvermeidung wäre die optimale Handlung in Bezug auf diese überzähligen Tiere, für eine artgerechte Unterbringung bis zu einem natürlichen Lebensende zu sorgen, da hierdurch keines ihrer Güter beeinträchtigt werden würde. Im Gegensatz zu „großen" Versuchstieren wie Hunden oder Katzen, für die gegebenenfalls Privatpersonen als Halter ausfindig gemacht werden können, stehen zur artgerechten, lebenslangen Versorgung von kleinen Labornagern und anderen Versuchstieren aber in aller Regel keine ausreichenden Räumlichkeiten und Finanzmittel zur Verfügung. Derartige Ressourcenknappheiten gehören zu den alltäglichen Rahmenbedingungen jeglichen Handelns und stellen uns auch im zwischenmenschlichen Bereich oft genug vor schwierige Entscheidungen. Nachdem so die restlose Vermeidung von Übeln für die betroffenen Tiere in der Regel unmöglich ist, stellt sich die Forderung, zum einen so wenige Güter des Einzeltieres wie möglich zu schädigen und zum anderen die restlichen, unvermeidbaren Übel weitestgehend zu minimieren. Besteht nun die einzige Möglichkeit, die Tiere am Leben zu erhalten, darin, sie in einer wenig artgerechten Haltung, die gerade bei Jungtieren zu

Fehlentwicklungen und Verhaltensstörungen führt (TEUCHERT-NOODT, 1996), unterzubringen, so bedingt dies eine permanente und bleibende Schädigung unmittelbar naturaler Güter. Zu diesem Übel existieren durchaus Alternativen - wie beispielsweise der Einsatz in anderen Versuchsvorhaben, die sonst auf andere, ebenfalls konventionell gezüchtete Tiere zurückgreifen müßten. Auch die Verwendung als Futtertiere für Reptilien oder andere Fleischfresser kann in Erwägung gezogen werden. In diesen Fällen wäre das Übel des Lebensverlustes durch das unmittelbar naturale Gut anderer Tiere ausgeglichen. Wenn auch derartige Handlungen nicht realisiert werden können, stellt die *unverzügliche, schmerzlose* Tötung der „überzähligen" Tiere das geringste aller möglichen Übel dar, sie ist nicht nur sittlich zulässig, sondern sogar sittlich geboten.

5.4.1.5 Transgene Tiere

Unter Absehung des eigentlichen Versuchszwecks ist beim Umgang mit gentechnisch veränderten Tieren die Bestimmung des humanen und experimentellen Versuchsendes von besonderer Bedeutung. Dies trifft vor allem auf die Fälle zu, in denen ein Genkonstrukt, dessen Auswirkungen auf die Organismen unbekannt sind, erstmals eingesetzt wird. Hier sollten bereits bei der Geburt der Tiere Kriterien vorliegen, die eindeutig festlegen, ab welcher Schädigung eine sofortige Euthanasie angebracht ist. Eingriffe, die zum Nachweis der Transgenität durchgeführt werden müssen - wie beispielsweise die Kupierung der Schwanzspitze - sind zwar als notwendige Bedingung zur Realisierung des Versuchsziels gerechtfertigt, müssen aber so rasch und schmerzfrei wie möglich durchgeführt werden. Die Frage, unter welcher Zielsetzung die Erstellung transgener Tiere zulässig ist, wird an dieser Stelle nicht näher erörtert, allerdings ist dem Problem des Tierversuchs im Rahmen der Grundlagenforschung später ein eigener Abschnitt gewidmet. Alle anderen Versuche an transgenen Tieren müssen ebenso wie Zuchtvorhaben mit transgenen Tieren anhand der vorgestellten Normen auf ihre Rechtfertigung hin geprüft werden. Bei Albrecht MÜLLER (1995b) findet sich eine ausführliche ethische Diskussion verschiedener Zielsetzungen bei transgenen Nutztieren.

5.4.2 Übelvermeidung durch transgene Tiere

Es wurde bereits angesprochen, daß durch den Einsatz transgener Tiere als spezifisch induzierte Modelle mit hoher Validität beispielsweise im Rahmen der Untersuchung genetisch bedingter Erkrankungen ein wesentlicher Beitrag zur Übelvermeidung geleistet werden kann. Aber auch die Möglichkeiten der genetischen Standardisierung wurden durch den Einsatz transgener Stämme verbessert (van ZUTPHEN et al., 1995). Da hierdurch eine Erniedrigung der benötigten Tierzahl möglich ist, leisten transgene Tiere einen bedeutenden Beitrag zur Übelvermeidung, ihr Einsatz ist prima facie - d.h. unter Absehung spezieller Umstände - sittlich geboten.

Zur Rechtfertigung der gezielten Erstellung transgener Tiere in der biomedizinischen Forschung gilt generell: Wenn die stabile Integration eines Genkonstrukts zur Ausbildung einer gewünschten pathologischen Veränderung führt, die alternativ nur mittels belastender Eingriffe erzeugt werden könnte, so sind transgene Tiere anderen induzierten Tiermodellen vorzuziehen, da durch den Gentransfer weniger individuelle Güter geschädigt werden. Die Beispiele hierfür sind zahlreich: Am bekanntesten ist aufgrund der Patentierungsdebatte, auf die noch näher eingegangen wird, die „Onkomaus". Bei ihr tritt durch das transferierte Genkonstrukt eine spontane Tumorbildung auf, die Grundlage für das eigentliche Versuchsziel ist. Die Alternative zur gezielten gentechnischen Veränderung wäre in diesem Fall die chirurgische Übertragung von Tumorzellen. Auch bei der Erforschung der Glomerulosklerose, die beim Menschen aufgrund verschiedener Ursachen entsteht und zur chronischen Niereninsuffizienz führen kann, dient der Einsatz transgener Mäuse, die durch eine systemische Überproduktion von Wachstumshormon (GH) ohne zusätzliche exogene Eingriffe typische Organveränderungen entwickeln (WOLF und WANKE, 1996), der Übelvermeidung. Eine mögliche Alternative zum Einsatz der GH-transgenen Mäuse in der Erforschung der Glomerulosklerose stellt die subtotale Nephrektomie dar, die jedoch neben einer hohen Mortalität bei den betroffenen Tieren alle Belastungen einer Operation mit sich bringt (WOLF und WANKE, 1996). Wenn die medizinische Grundlagenforschung für Krankheitsbilder wie die Glomerulosklerose auch unter dem Einsatz von Tierversuchen als ethisch vertretbar eingestuft wird, so ist aufgrund des Gebots der Übelvermeidung der bevorzugte Einsatz transgener Tiere sittlich geboten. Eine Vielzahl von Spekulationen über zukünftige Einsatzmöglichkeiten transgener Tiere läßt die starke Annahme zu, daß deren Züchtung in absehbarer Zeit noch weiterreichende Beiträge zur Übelvermeidung und -verminderung leisten wird. So erhofft man sich von transgenen Schweinen im Rahmen der Xenotransplantation auf lange Sicht eine Lösung des Problems der Organknappheit (HAMMER, 1995, WOLF und BREM, 1995a), bei landwirtschaftlichen Nutztieren werden Resistenzen gegen verschiedene Krankheiten angestrebt (BREM, 1993), beim sogenannten „Gene Farming" sollen in den Milchdrüsen transgener Tiere biologisch und medizinisch wertvolle Proteine billig und umweltfreundlich synthetisiert werden (MÜLLER A., 1995b).

5.5 Tierversuche im Rahmen der Aus-, Fort- oder Weiterbildung

5.5.1 Problemanalyse: Einteilung der betreffenden Tierversuche

Die Frage nach der Zulässigkeit von Tierversuchen im Rahmen der Ausbildung rückte vor allem aufgrund einschlägiger Gerichtsverfahren, in denen Studenten der Veterinärmedizin und Biologie gegen die verpflichtende Durchführung von Tierversuchen klagten (GRÜBLER, 1993), in den vergangenen Jahren immer wieder in das Zentrum der öffentlichen Diskussion. Der Gesetzgeber hat ihre Durchführung im sechsten Abschnitt des TSchG (§ 10) geregelt, allerdings ist ebenso wie im weiter unten behandelten Sektor der Grundlagenforschung das Grundgesetz von herausragender Bedeutung. Hier ist die Kernvorschrift der Art. 5 Abs. 3 GG, nach dem Forschung und Lehre frei sind und - im Gegensatz zu anderen Grundrechten - nicht durch einfaches Gesetz eingeschränkt werden können (HASSKARL, 1995). Gemeinsames Charakteristikum aller Versuche, die zu Lehrzwecken durchgeführt werden, ist, daß motivierendes Ziel nicht die Klärung wissenschaftlicher

Hypothesen, sondern die Entwicklung oder Verbesserung individueller Fähigkeiten (NAB et al., 1995) darstellt. Eine handlungstheoretische Einteilung dieses weiten Feldes führt zu folgender Übersicht:

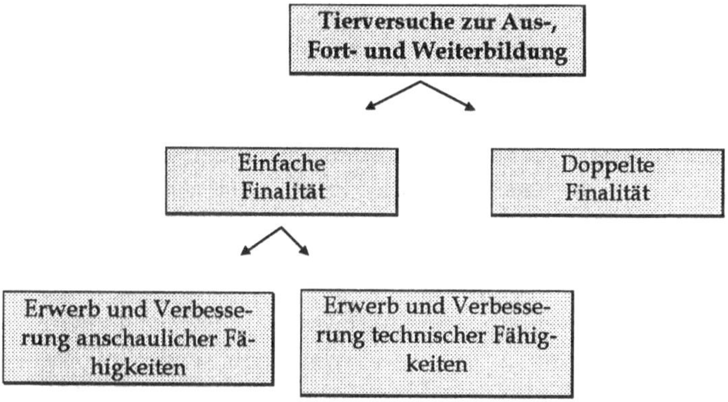

Abbildung 7: Handlungstheoretische Einteilung der Tierversuche in der Aus-, Fort- und Weiterbildung (Erläuterung im Text)

Die erste Hauptgruppe beinhaltet alle Versuche, die nur und ausschließlich unter der Zielsetzung, erworbene Fähigkeiten von Menschen zu vermehren oder zu vertiefen, durchgeführt werden. Eine *direkte* Wahrung oder Verbesserung von tierischen Gütern erfolgt dabei nicht, weshalb von einer „einfachen Finalität" gesprochen wird. Allerdings ist die Tatsache zu berücksichtigen, daß die erworbenen Fähigkeiten - von Ausnahmen abgesehen - nicht um ihrer selbst willen angestrebt werden. Vielmehr nehmen sie die Position von mittelbaren Gütern ein, deren Wert darin besteht, in zukünftigen medizinischen oder wissenschaftlichen Handlungen die Realisierung anderer Güter zu ermöglichen.

Die am häufigsten kritisierten Versuche bezwecken die anschauliche Demonstration physiologischer Prozesse, wie Herztätigkeit oder Reflexmechanismen, an lebenden Wirbeltieren. Das motivierende Ziel ist hierbei nicht nur der Erwerb eines tieferen Verständnisses organischer Zusammenhänge, als dies durch „totes" Unterrichtsmaterial erreicht werden kann. Zumindest im veterinärmedizinischen Rahmen spielt häufig auch das pädagogische Heranführen der Studenten an das Töten von Tieren, mit dem man in diesem Berufsfeld früher oder später unvermeidlich konfrontiert wird, eine Rolle. Ein unmittelbarer, praxisbezogener Nutzen der bei diesen Versuchen erworbenen Kenntnisse und Fähigkeiten zugunsten der Gesundheit anderer Tiere oder Menschen ist in aller Regel nicht aufweisbar, dennoch stellen sie unverzichtbare Grundlagen jeder medizinischen Tätigkeit dar. Hinzuzufügen ist, daß diese Tierversuche zwar in der öffentlichen Diskussion unter Parolen wie „Sterben für das Studium" (SCHNABEL, 1995) eine Spitzenposition einnehmen, dies aber kaum mit ihrer praktischen Relevanz korreliert, denn ihr Einsatz ist stark rückläufig - in den Niederlanden wurden sie beispielsweise in den letzten Jahren um 50% reduziert (NAB et al., 1995). Auch die Autoren der „SATIS-Studie 1995 zur Erfassung des Tierverbrauchs und des Einsatzes von Alternativen im Studium an deutschen Hochschulen" äußerten sich überrascht, da die von ihnen ermittelten Zahlen wesentlich geringer ausfielen, als sie erwartet hatten (GERICKE et al., 1996).

Eine große Rolle spielen auch Versuche, deren Zielsetzung weniger die anschauliche Wissensvermittlung, sondern die Verbesserung individueller technischer Fähigkeiten ist. Diese wiederum werden in der Regel mittel- oder unmittelbar zugunsten der Gesundheit von Tieren oder Menschen eingesetzt. Hierunter fallen diverse Versuche an Wirbeltieren im Hochschulbereich, wobei die Skala von Rektalisierübungen an Schlachtrindern für Studenten der Veterinärmedizin bis zum Trainieren mikrochirurgischer Techniken an narkotisierten Schweinen durch approbierte Humanmediziner reicht. Derartige Versuche werden auch außerhalb der Universitäten durchgeführt - beispielsweise in der Industrie zur Ausbildung von Biologielaboranten (SEEGER und BRUNNHÖFER, 1995). Die hier erworbenen Fähigkeiten besitzen zwar keine direkte Bedeutung für die Gesundheit von Tieren oder Menschen, jedoch eine hohe Praxisrelevanz im Bereich der wissenschaftlichen Tierversuche.

Die zweite Hauptgruppe beinhaltet Tierversuche im Rahmen der Aus-, Fort- und Weiterbildung, bei denen neben dem Wissenserwerb - respektive der Wissensverbesserung - von Menschen auch der Erhalt oder die Förderung von tierischen Gütern motivierendes Handlungsziel sind. Das klassische Beispiel hierfür stellen alle Lehrveranstaltungen im Rahmen des klinischen Veterinärmedizinstudiums dar, bei denen an natürlich erkrankten Tieren diagnostische und therapeutische Fähigkeiten der Studenten erprobt und trainiert werden. Streng genommen ist jeder Eingriff an einem erkrankten oder sonstig behandlungsbedürftigen (wenn beispielsweise eine Impfung vorgenommen werden muß) Tier, den die ausführende Person erstmals selbst vornimmt, ein „Tierversuch" mit doppelter Finalität - egal, ob es sich nur um eine subkutane Injektion oder um eine Osteosynthese handelt.

Die Einführung dieser Hauptgruppe mit doppelter Finalität, die auf den ersten Blick nicht mit dem Alltagsverständnis von „Tierversuchen" übereinstimmen mag, ist handlungstheoretisch und logisch zulässig. Zudem erscheint die Distinktion - auch wenn sie von den Autoren der SATIS-Studie explizit abgelehnt wird (GERICKE et al., 1996) - aus pragmatischen Gründen notwendig. Der Versuch einiger Tierschutzorganisationen, ein generelles Verbot von Tierversuchen in der Aus-, Fort- und Weiterbildung zu erwirken (RUSCHE und SAUER, 1996), berücksichtigt nicht, daß hierdurch strenggenommen jede Möglichkeit der veterinärmedizinischen Lehre aufgehoben werden würde, da nicht einmal der Eingriff an behandlungsbedürftigen Tieren durch „Auszubildende" zulässig wäre. Derart paradoxe Konsequenzen einer scheinbar logischen Argumentation werden in der Diskussion bedauerlicherweise häufig ignoriert oder bewußt terminologisch verschleiert: Die im Rahmen der SATIS-Studie eingeführte Unterscheidung zwischen einer „Arbeit mit Tieren" und einem „Tierverbrauch" (GERICKE et al., 1996) ist aus ethischer Perspektive abzulehnen, da der Begriff „Tier*verbrauch*" mit einer deutlich negativ wertenden Konnotation versehen ist.

5.5.2 Beurteilung

Bei allen genannten Versuchen müssen die bereits angeführten Prinzipien der Übelvermeidung und -verminderung Anwendung finden. Die erste Schlußfolgerung besagt somit, daß die Mehrzahl von Versuchen zur anschaulichen Demonstration physiologischer Prozesse als nicht vertretbar anzusehen ist. Die vielfältigen Alternativen zur Übelvermeidung - wie Selbstversuche, Videoaufnahmen oder computergestütze Simulationen - sind hinlänglich bekannt und bedürfen an dieser Stelle keiner näheren Erläuterung.

Der Einsatz von lebenden Tieren zur Vermittlung individueller technischer Fähigkeiten ist nur dann zulässig, wenn die entsprechenden Fähigkeiten als *unerläßlich* einzustufen sind und nicht auf anderem Weg erreicht werden können. Das Bestehen einer positiven Pflicht zur Aneignung praktischer Kompetenz im veterinär- und humanmedizinischen Bereich dürfte dabei unstrittig sein, wird aber von einigen Autoren bewußt übersehen, wie folgende Aussage von Tom REGAN (1988, S. 365) belegt:

> „It is wrong because unjust to dissect living animals so one can have the experience of dissecting".

Die Möglichkeiten zum Einsatz von Alternativmethoden sind hier deutlich eingeschränkt, was sich vor allem im chirurgischen Bereich zeigen läßt, wo die Beherrschung diffiziler Techniken nur am lebenden Organismus erlernt werden kann. Im humanmedizinischen Sektor ist dabei die einzig denkbare Alternative zum Tierversuch die Ausbildung am menschlichen Patienten. Hierbei handelt es sich zwar um einen Eingriff mit doppelter Finalität, für den allerdings ebenfalls die Maxime der Übelvermeidung gilt - d.h. der Tierversuch als bestehende Alternative zum Humanexperiment muß ergriffen werden. Allerdings hebt die prinzipielle Zulässigkeit derartiger Tierversuche die Pflichten zur Übelvermeidung und -verminderung nicht auf. So sind beispielsweise chirurgische Eingriffe generell unter Narkose und weitestmöglich als terminale Versuche durchzuführen, wobei - falls dies technisch und organisatorisch realisiert werden kann - an ein und demselben Individuum mehrere Operationen gleichzeitig vorgenommen werden sollten, um die Zahl der benötigten Tiere zu reduzieren.

In den Fällen der zweiten Hauptgruppe kann vorausgesetzt werden, daß beide Finalitäten, d.h. Behandlung des Tieres auf der einen und Erwerb technischer Fähigkeiten auf der anderen Seite, in gleichem Ausmaß die Handlungsdurchführung motivieren. Somit ist nicht anzunehmen, daß die Realisierung eines Übels angezielt wird, da keine Schädigung tierischer Güter intendiert wird - es sei denn, sie wäre unvermeidlich, um Leben und Gesundheit des Tieres zu erhalten (wie beispielsweise die gezielte, aber unvermeidbare Schmerzverursachung im Rahmen eines kurativen chirurgischen Eingriffes). Dies schließt nicht aus, daß aufgrund der Ungeübtheit des Durchführenden dem Tier vermeidbare Schmerzen oder Schäden zugefügt werden. Die Kernfrage lautet dann, ob das Risiko derartiger vermeidbarer Übel durch den Zuwachs technischer Fähigkeiten aufgewogen werden kann. Die Lösung des Problems muß zwei Umstände berücksichtigen. Zum einen ist es praktisch unmöglich, diese unerwünschte Nebenfolge in allen denkbaren Fällen auszuschalten - es sei denn, man würde auf die Ausbildung von Tierärzten und somit auf die Möglichkeit, durch medizinische Eingriffe tierisches Leben und Gesundheit zu erhalten und zu fördern, verzichten. Zum anderen erfahren die technischen Fähigkeiten der Versuchsdurchführenden eine massive Aufwertung durch die ihnen innewohnende Potenz, im Rahmen künftiger Handlungen eine Vielzahl von Gütern realisieren zu können. Versuche dieser Klasse sind somit ebenfalls als ethisch vertretbar anzusehen, wobei wiederum alle Möglichkeiten zur Übelvermeidung und -verminderung ausgenützt werden müssen. Dies beinhaltet vor allem die Pflicht zur ausreichenden Vermittlung der theoretischen Grundlagen durch den Lehrkörper sowie die Pflicht der Aneignung dieser Grundlagen durch die Lernenden. Des weiteren ist eine einwandfreie Kontrolle durch routinierte Fachkräfte zu gewährleisten.

Abschließend sei noch darauf hingewiesen, daß die Fälle, in denen die (schmerzlose) Tötung eines Tieres nicht in unmittelbarem Zusammenhang mit der Lehrveranstaltung steht, und die Ausbildung lediglich am leblosen Körper erfolgt, nicht als Tierversuch im eigentlichen Sinne zu beurteilen sind. Dies betrifft unter anderem die Bereitstellung anatomischer Studienobjekte für das Veterinärstudium.

5.6 Tierversuche im Rahmen reiner Grundlagenforschung

5.6.1 Problemanalyse

Ein weiteres besonders kontrovers diskutiertes Problem stellt der Einsatz von Tieren im Rahmen der Grundlagenforschung dar.

Nach den Angaben des Bundesministeriums für Ernährung, Landwirtschaft und Forsten (1997) wurden in Deutschland 1995 ca. 19% der Versuchstiere für Experimente in diesem Bereich eingesetzt, wobei die Statistik sich nur auf Wirbeltiere bezieht. Zum Vergleich: In Großbritannien ordnete das Secretary of State for the Home Department (1996) im selben Zeitraum 31% der in der Forschung verwendeten Wirbeltiere der Kategorie „fundamental biological research" zu.

Nirgendwo tritt das Spannungsverhältnis zwischen menschlichen Interessen und Tierschutz so deutlich zu Tage wie in diesem Problemkreis. Hier spielt in der Bundesrepublik die bereits angesprochene Gesetzeslage, in der durch Artikel 5 Abs. 3 des Grundgesetzes der Wert der Forschung formaljuristisch über den des tierischen Individuums gestellt wird, eine herausragende Rolle.

Die Diskussion des Gebietes ist gerade hinsichtlich transgener Tiere von besonderer Bedeutung, denn die handlungstheoretischen Analysen haben verdeutlicht, daß ihre Erstellung ohne Experimente auf der Ebene reiner Grundlagenforschung gar nicht durchgeführt werden kann. Aber auch der weitere Einsatz transgener Tiere in der nicht direkt anwendungsorientierten Forschung ist zum heutigen Zeitpunkt aus naturwissenschaftlicher Sicht unverzichtbar, denn man verspricht man sich davon neue Lösungsansätze für komplexe Probleme wie AIDS und Krebs (ARNOLD, 1995). So stellt die Erarbeitung konkreter ethischer Normen für Tierversuche im Rahmen reiner Grundlagenforschung eine dringend zu bewältigende Herausforderung dar.

Der folgende Abschnitt erhebt nicht den Anspruch, diesen komplexen Sektor restlos darstellen und zu können. Er ist vielmehr als ein Ansatz zur Versachlichung der Konfliktebenen zu verstehen, der wichtige begriffliche Klärungen vornimmt, die sittliche Relevanz einiger häufig vernachlässigter Aspekte betont und eine Richtung vorgibt, in der ein Lösungsweg zur ethischen Bewertung derartiger Tierversuche liegt.

5.6.1.1 Der Begriff „Grundlagenforschung"

Zu Beginn der Untersuchung ist es erforderlich, den Begriff „Grundlagenforschung" hinsichtlich der biomedizinischen Forschung näher zu konkretisieren. Nach ELEFTHERIADIS (1996) müssen dabei zwei Zielsetzungen unterschieden werden:

- Das indirekte, wissenschaftsexterne Ziel, Menschen (bzw. auch Tiere) zu heilen.
- Das direkte, wissenschaftsimmanente Ziel der Bestätigung von Theorien, wobei es sich bei diesen um Annahmen handelt, durch deren Einsatz in der Praxis die Lösung praktischer medizinischer Probleme angestrebt wird.

Diese Definition hebt deutlich hervor, daß der biomedizinischen Grundlagenforschung eine doppelte Finalität innewohnt, sie muß aber gerade für den Bereich der transgenen Tiere erweitert werden. Hier umfaßt die wissenschaftsexterne Zielsetzung auch andere Bereiche als die Lösung praktischer medizinischer Probleme, wie beispielsweise eine verbesserte menschliche Ernährungssituation durch tierische Produkte oder eine gezielte Zusammensetzungsveränderung tierischer Erzeugnisse.

Aus der Definition folgt klar, daß sich innerhalb der Grundlagenfoschung durchaus ein handlungsleitendes Ziel aufweisen läßt, somit muß die Behauptung, es handle sich bei ihr um ein Handeln aus rein wissenschaftlich motivierter Neugier, das nicht unter dem Primat der Praxis steht (AGENA, 1989), als falsch eingestuft werden. Biomedizinische Grundlagenforschung bleibt letzten Endes Möglichkeitsbedingung jeder angewandten Forschung, die ohne sie undenkbar ist (PATZIG, 1986), und um derentwillen sie durchgeführt wird. Sie erhält also eine wesentliche Bestimmung durch ihre indirekte, wissenschaftsexterne Zielsetzung.

Im weiteren Verlauf dieser Arbeit werden all diejenigen Vorhaben unter Grundlagenforschung im engeren Sinne subsumiert, bei denen die Bedeutung des Erkenntnisgewinns für das wissenschaftsexterne Ziel a priori nicht einschätzbar ist. So erfolgt eine Abgrenzung von anderen Bereichen der biomedizinischen Forschung, bei denen relativ eindeutig bestimmte Fragestellungen mit klarem Praxisbezug untersucht werden. Daß die Grenzen zwischen „reiner“ Grundlagenforschung und anwendungsorientierter Forschung oftmals unscharf sind, läßt sich einfach an zwei Beispielen darstellen.

Bei der Forschung im Bereich der Xenotransplantation ist auf lange Sicht das angestrebte wissenschaftsexterne Ziel die Bereitstellung transgener Schweine als Organspender für Menschen (HAMMER, 1995, WOLF und BREM, 1995a). Ob dieses jemals konkret realisiert werden kann, ist zum heutigen Zeitpunkt nicht absehbar, denn eine Bestätigung der Hypothese, daß porcine Nieren sich nach erfolgter Transplantation problemlos in einen menschlichen Körper integrieren und die notwendigen physiologischen Prozesse vollziehen, bedarf neben der handlungsermöglichenden Fortschritte der Grundlagenforschung letzten Endes noch eines Humanexperiments, d.h. der erstmaligen Durchführung einer Xenotransplantation an einem organkranken Menschen. Tierversuche, die in diesem Bereich vorgenommen werden, sind als eine „Mischform" zwischen Grundlagen- und anwendungsorientierter Forschung einzustufen, da über die Auswirkung des Erkenntnisforschritts auf das wissenschaftsexterne Ziel zwar keine eindeutige Gewißheit aber auch keine völlige Unklarheit herrscht.

Das zweite Beispiel betrifft die Grundlagenforschung zum Gentransfer bei landwirtschaftlichen Nutztieren. Hier existieren zum heutigen Zeitpunkt noch keine den ES-Zellen von Mäusen vergleichbaren Zellinien, die eine gezielte Veränderung des genetischen Materials erlauben würden. Die kürzlich publizierten Experimente von CAMPBELL et al. (1996) zeigten erstmals, daß nach Kerntransfer aus permanenten embryonalen Zellinien vom Schaf lebende Lämmer geboren werden. Die hierzu durchgeführten Tierversuche können somit als Ausgang für die Etablierung neuer, exakterer und effizienterer Gentransfermethoden bei Schafen gewertet werden und stellen ebenfalls eine Mischform zwischen Grundlagen- und anwendungsorientierter Forschung dar.

5.6.1.2 Exkurs: „Wertneutralität" der Wissenschaft

Eine nötige begriffliche Klarstellung bedarf das häufig angeführte Schlagwort von der „Wertneutralität" der Wissenschaft, das in der Diskussion oft zum Aufbau völlig konträrer Argumentationen verwendet wird. Zunächst muß festgehalten werden, daß Wert*neutralität* keineswegs mit Wert*freiheit* verwechselt werden darf. Wie bereits ARISTOTELES feststellte, kommt gerade der nicht direkt praxisorientierten Wissenschaft ein hoher Wert zu - sie ist somit keineswegs wert*frei* (1993, S. 20):

> „Und wir sind der Meinung, daß die Wissenschaft, die um ihrer selbst willen und des Wissens wegen erstrebt wird, eher Weisheit sei als die, die ihrer Resultate wegen gewählt wird".

Allerdings wird heutzutage eine derart positive Wertung der Wissenschaft trotz des Zugeständnisses, daß es sich bei Grundlagenforschung um „eines der höchsten Kulturinteressen des Menschen" (PATZIG, 1986) handelt, kritischer gesehen. Vielmehr erfolgt häufig eine Ablehnung des Anspruchs der Wissenschaft auf „Wertneutralität" mit dem Ziel, die Illegitimität von Tierversuchen in diesem Bereich zu beweisen. Allerdings vernachlässigt dies den eigentlichen Charakter der „Wertfreiheit", die sich strenggenommen nur auf die direkte und persönliche Alleinverantwortung der Wissenschaftler für die ferneren und mittelbaren *Anwendungen* ihrer Forschungsergebnisse bezieht und diese bestreitet (LENK, 1992, S. 183).

Unter einer solchen begrifflichen Prämisse ist die „Wertfreiheit der Wissenschaften" hinsichtlich der Tierschutzproblematik irrelevant, da es hier nicht um den möglichen Mißbrauch von Forschungsergebnissen geht, sondern um die Zulässigkeit der eingesetzten Mittel zur Erreichung des Erkenntnisfortschritts. Diese Frage kann allerdings auch nicht durch einen „wissenschaftsfreundlichen" Pauschalverweis auf Forschungsfreiheit oder besagte Wertneutralität der Wissenschaft gelöst werden, denn damit wäre *jedes* Mittel - bis hin zum oberirdischen Atombombentest - legitimiert. Wie wenig der Verweis auf „Wertneutralität" und „Forschungsfreiheit" trotz der gültigen Grundgesetzlage für die ethische Bewertung von Tierversuchen bringt - egal, ob man Pro- oder Kontraargumente aufweisen will - ergibt sich aus dem Faktum, daß bei einer Forschung, die an Organismen stattfindet, die strenge Unterscheidung zwischen Grundlagenforschung und Anwendung aufgehoben ist (JONAS, 1989, KURREK, 1994).

Die Klärung der ethischen Zulässigkeit der betreffenden Tierversuche hat somit auf einer anderen Ebene zu erfolgen: Es muß eine rationale Güterabwägung zwischen Zielen und eingesetzten

Mitteln durchgeführt werden, bei der nicht einer der beiden betroffenen Werte a priori mit einem ideologisierten, absolutierten Eigenwert versehen werden darf, dessen Begründung nicht nur logische Probleme aufwirft, sondern zudem auf keinen breiten gesellschaftlichen Konsens mehr stößt und kontraintuitiv ist.

5.6.1.3 Handlungstheoretische Differenzierungen

Bereits eingangs wurde bei der Definition von Tierversuchen auf eine grundlegende Schwierigkeit im Rahmen der Güterabwägung hingewiesen - die prinzipielle Unvorhersehbarkeit der das Tier betreffenden Handlungsfolgen ist in den meisten Fällen konstitutiv für das Versuchsvorhaben (vgl. Abschnitt 2.4.3). Somit kann in aller Regel die Gewichtung einer der beiden imaginären Waagschalen - derjenigen, auf der sich die Güter des betroffenen Tieres befinden - nicht exakt bemessen werden. Allerdings hat man außerhalb der Grundlagenforschung meist eine relativ genaue Vorstellung über den zu erwartenden Wissenszuwachs, d.h. die Füllung der zweiten Schale kann angemessen beurteilt werden. Führt man beispielsweise eine Toxizitätsstudie durch, so ist zunächst unbekannt, wie der tierische Organismus auf den betreffenden Stoff reagieren wird, dennoch ist es möglich, den Stellenwert der gewonnenen Information vorab zumindest annähernd einzuschätzen. So lassen sich beispielsweise Kriterien angeben, anhand derer beurteilt wird, ob der entsprechende Stoff als Therapeutikum tauglich ist oder wegen toxischer Wirkungen auf den Organismus der Tiere nicht weiter untersucht wird. Diesen Versuchen liegt also eine Hypothese zugrunde, deren Verifikation oder Falsifikation zu einem Ergebnis führt, dessen Stellenwert für das wissenschaftsexterne Ziel der medizinischen Nutzanwendung gut prognostizierbar ist.

Bei Versuchen zur Grundlagenforschung im engeren Sinne ist hingegen der Wert der Erkenntnisse für die wissenschaftsexternen Zielsetzungen nicht absehbar. Aus dieser Charakterisierung folgt ein auf den ersten Blick beinahe unauflösbares Problem: Wie soll eine rationale Güterabwägung durchgeführt werden, wenn - symbolisch gesprochen - auf beiden Seiten der imaginären Waage nur geschätzte Werte eingebracht werden können? Ist es aufgrund dieses Umstandes zulässig, die wissenschaftsexternen Zielsetzungen auszuklammern und sich im Rahmen der Abwägung lediglich auf den hohen Eigenwert der Forschung zu beschränken, aus dem die Legitimation der Tierversuche abgeleitet wird? Ein derartiges Vorgehen mag sich nach der geltenden Grundgesetzlage anbieten, ist aber aus ethischer Perspektive abzulehnen, da damit gerade die weiter oben verworfene apriorische Verabsolutierung eines Wertes vollzogen wird.

5.6.2 Beurteilung

5.6.2.1 Unmöglichkeit der Bewertung?

Aufgrund der bisherigen begrifflichen Klarstellungen scheint sich *die* Kernfrage des Problemfeldes wie folgt konkretisieren zu lassen: Darf reiner, nicht primärer anwendungsorientierter Erkenntnisfortschritt höher eingeschätzt werden als irgendein tierisches Gut? Akzeptiert man nun den Primat der so formulierten Frage, so gibt es nur zwei mögliche Lösungen des Konflikts: Ein pauschalisierendes „Ja" oder aber ein ebenso pauschalisierendes „Nein". Ersteres wird von Seiten der Forscher häufig durch einen Verweis auf unzählige Beispiele aus der Wissenschaftsgeschichte, die belegen, wie zunächst scheinbar „sinnlose" Versuche zu heute unverzichtbarem Wissen führten (SKOFITSCH, 1988), zu stützen versucht. Verallgemeinert werden so die vorhandenen fundamentalen Einsichten in Physiologie, Biologie, Immunologie und Chemotherapie auf die Basis von Tierversuchen gestellt (KUNSTYR, 1996). Derartige Aussagen können jedoch berechtigt als unzulässige, weil „logisch falsche" Argumente eingestuft werden, die aufgrund ihrer Geschichtsbezogenheit nicht falsifiziert werden können (de COCK BUNING et al., 1995). Sie sind zudem wegen ihrer a posteriorischen Begründungsstruktur für aktuelle Entscheidungsfindungen nicht geeignet.

Es müssen andere, logisch schlüssige und operationalisierbare Lösungsansätze aufgewiesen werden. Die Schwierigkeit dieses Unterfangens zeigt sich daran, daß viele Autoren die Möglichkeit einer rationalen Güterabwägung im Bereich der Grundlagenforschung bezweifeln. So hält HÖFFE (1984b) jeden mit Leiden verbundenen Tierversuch in diesem Bereich für generell unzulässig - übersieht dabei jedoch die handlungstheoretisch konstitutive prinzipielle Unvorhersehbarkeit der das Tier betreffenden Folgen. Auch PATZIG (1986) stellt fest, daß nicht abzusehen ist, woher „man die Maßstäbe nehmen soll, die für ein rationales Abwägungsverfahren zwischen Erkenntnisgewinn und dem Leiden von Versuchstieren gebraucht würden". LÖW (1996) bemerkt kritisch, daß „Wissenschaft *qua* Wissenschaft" überhaupt nichts rechtfertigt, hält aber „begründete Einzelversuche" für denkbar - über deren Zulässigkeit ein Expertengremium abzustimmen habe. Anhand welcher Kriterien hierbei die Orientierung erfolgen soll, bleibt allerdings auch bei ihm unbeantwortet. REITER (1993) hält solche Tierversuche nur dann für vertretbar, wenn von ihnen ein Beitrag zur Lösung menschlicher Probleme erwartet werden kann. Auch dies erscheint der obigen Bestimmung von Grundlagenforschung nicht angemessen und ist zudem zu vage formuliert, denn was letztlich ein menschliches Problem sein soll, wird nicht näher ausgeführt. Ist bereits „Unwissenheit über biologische Prozesse" als solche ein Problem, dessen Lösung Tierversuche rechtfertigt?

5.6.2.2 Die expandierte Güterabwägung

Entgegen der geschilderten Auffassungen, die eine rationale teleologische Bewertung von Tierversuchen im Bereich der Grundlagenforschung für unmöglich halten, wird in dieser Arbeit davon ausgegangen, daß sehr wohl Kriterien entwickelt werden können, die zur Orientierung im Entscheidungsprozeß tauglich sind. Die formale Grundthese hierzu stellt einen Ausweg aus der handlungstheoretisch bedingten Unmöglichkeit eines *direkten* Wertevergleichs dar und wird als „expandierte Güterabwägung" bezeichnet:

> Da einerseits die direkten Folgen der Tierversuche im Rahmen reiner Grundlagenforschung weder für das Tier noch für die Stellung des Erkenntnisgewinns im wissenschaftsinternen und -externen Bereich absehbar sind, sich andererseits aufgrund des postulierten Primats der Teleologie kein absolutes Verbot derartiger Experimente begründen läßt, sind zur Bestimmung der sittlichen Richtigkeit im Sinne des Proportionalismus weiterreichende Umstände und Handlungsfolgen in die Bewertung zu integrieren, die bei anderen Tierversuchen zwar nicht irre-

levant, aber von sekundärer Bedeutung sind und deshalb dort keine nähere Berücksichtigung finden.

5.6.2.3 Legitimität der Forschungsrichtung

An erster Stelle derartig weiterreichender Umstände und Handlungsfolgen ist die Grundausrichtung des betroffenen Forschungsvorhabens zu nennen, deren positive sittliche Bewertung Voraussetzung für eine ethische Vertretbarkeit ist und die Beurteilung des Einzelversuchsziels (z.B. Toxizitätsprüfung eines bestimmten Wirkstoffs) bei „normalen" Tierversuchen ersetzt. Tiere stellen - abgesehen von den Tierversuchen mit doppelter Finalität bei der Ausbildung von Veterinärmedizinern - in jedem Experiment „Mittel" dar (was sich auch darin bekundet, daß sie bei fachwissenschaftlichen Veröffentlichungen in der Sparte „Material und Methoden" aufgeführt werden), die zwangsläufig zum Erreichen des jeweiligen Ziels eingesetzt werden müssen. Diese Mittel erhalten ihren Platz, ihre Berechtigung, nur aus „einer gelungenen Verständigung über die Ziele" (THEISEN, 1991, S. 30). So sind Experimente an Schweinen im Rahmen der humanmedizinischen Grundlagenforschung prima facie auf einer anderen Ebene als solche im Rahmen landwirtschaftlich-tierzüchterischer Projekte anzusiedeln, da dem Erhalt der menschlichen Gesundheit ein höherer Wert zuerkannt werden muß als der Versorgung mit tierischem Protein.

Tierversuche im Rahmen von Grundlagenforschungsprojekten mit negativ bewerteter Gesamtausrichtung (wie beispielsweise der Entwicklung biologischer Waffen) sind entsprechend diesem ersten Kriterium als ethisch unvertretbar einzustufen.

Derart unzulässige Vorhaben dürften heute in der Bundesrepublik aufgrund des allgemeinen öffentlichen Bewußtseins und der gesetzlichen Vorgaben die große Ausnahme darstellen. Allerdings zeigt sich gerade im Bereich der gentechnischen Veränderung von Säugetieren, daß hinsichtlich einiger Forschungsrichtungen - wie beispielsweise der Keimbahngentherapie beim Menschen - noch kein hinreichender Konsens über die Legitimität der Ziele herrscht (vgl. WIMMER, 1991, REITER, 1994, KLIMENT et al., 1995). Unter dieser Prämisse sind Tierversuche, die *ausschließlich* zum Zweck der Bereitstellung methodischer Grundlagen für derartige Vorhaben durchgeführt werden, als besonders problematisch einzustufen und - unabhängig von den betroffenen sozialen und wirtschaftlichen Kriterien - zu unterlassen.

Unstrittig stellt die Legitimität der angestrebten Erkenntnisse das wichtigste Beurteilungskriterium zur Vertretbarkeit von Tierversuchen in der reinen Grundlagenforschung dar, deren Bestätigung in der Praxis am leichtesten durch interdisziplinäre Expertengremien erfolgen kann. Sie alleine ist aber nicht hinreichend zum Beweis, daß lebende Tiere als Mittel eingesetzt werden dürfen, denn zunächst muß die Berücksichtigung von Übelvermeidung und -verminderung gewährleistet sein (z.B. durch den Nachweis der Unmöglichkeit, auf Alternativmethoden zurückzugreifen). Wenn all diese Punkte geklärt sind, kommt das Prinzip der expandierten Güterabwägung zum Tragen, denn es ist offensichtlich, daß neben dem möglichen biomedizinischen Erkenntnisfortschritt durch jeden Tierversuch eine Vielzahl weiterer menschlicher Werte realisiert werden, die unter den Umständen eines „normalen" Experiments nicht direkt gegen die geschädigten tierischen Güter aufgerechnet werden dürfen, sondern nur eine sekundäre, indirekte Rolle spielen. Im Bereich der Grundlagenforschung ist im Sinne des Proportionalismuskriteriums eine Berücksichtigung dieser sekundären Güter vorzunehmen, da dies die einzige Möglichkeit darstellt, rationale Kriterien für die ethische Vertretbarkeit der betroffenen Tierversuche zu entwickeln.

An erster Stelle sind hierbei die Auswirkungen von wissenschaftlichen Projekten auf die direkt betroffenen Menschen zu nennen. Sie lassen sich unter dem Schlagwort „personenbezogene Kriterien" summieren. An zweiter Stelle lassen sich alle weiteren wissenschaftsassoziierten Folgen für die Gesamtgesellschaft anführen. Hierbei handelt es sich um „sozialethische Kriterien", die vor allem wirtschaftliche und gesellschaftspolitische Aspekte umfassen.

5.6.2.4 Personenbezogene Kriterien

Eine umfassende Auflistung aller direkt personenbezogenen und sozialethischen Kriterien kann an dieser Stelle nicht geleistet werden. Generell gilt, daß sich durch das Unterlassen von Tierversuchen in sittlich vertretbaren Grundlagenforschungsprojekten für die direkt und indirekt betroffenen Personen eine Vielzahl von Konsequenzen ergeben.

Zunächst zu den indirekt betroffenen Menschen, die als „Auslöser" jeder medizinischen Forschung die wichtigste Gruppe potentiell Betroffener darstellen: Die gesundheitlich beeinträchtigten Menschen, inklusive der mitleidenden Angehörigen. Unter der Prämisse, daß auch Unterlassungen einer Verantwortungspflicht unterliegen, haben alle Personen, die an derzeit nicht befriedigend therapierbaren Krankheiten - wie AIDS oder Mukoviszidose - leiden, die nach Ansicht von Fachwissenschaftlern ohne tierversuchsgestützte Grundlagenforschung nie beherrscht werden können, prima facie einen Anspruch auf die Durchführung der entsprechenden Experimente. Dieser Anspruch muß trotz der prinzipiellen Unvorhersehbarkeit, ob ein Wissenszuwachs, der für die Patienten von direktem Nutzen ist, erzielt werden kann, in die expandierte Güterabwägung eingehen. Letzten Endes steht hier ein Grundpfeiler des menschlichen Zusammenlebens zur Diskussion: Die Ablehnung des Einsatzes von Tieren zur Erforschung schwerer Erkrankungen des Menschen resultiert konsequenterweise in der Aufgabe des Modells der konzentrisch geordneten Pflichten und bringt damit das Solidaritätsprinzip gegenüber kranken Mitbürgern ins Wanken.

Die zweite große Gruppe von Menschen umfaßt die direkt in Tierversuche involvierten Personen, bei denen vor allem Arbeitsplatz und soziale Stellung betroffen sind. Aus der zunehmenden Internationalisierung von Forschung und wirtschaftlicher Ausnutzung der Erkenntnisgewinne ergibt sich eine Vielzahl von Konsequenzen für Wissenschaftler, medizinische und technische Hilfskräfte und Studenten. Wenn die reine Grundlagenforschung in einem Land wie der Bundesrepublik einer strengen gesetzlichen Regulierung unterliegt, in anderen Ländern wie den Vereinigten Staaten oder Japan hingegen relativ unbürokratisch durchgeführt werden kann (SCHLUMBERGER und BRAUER, 1995), so läßt sich alleine aus dem Faktum der resultierenden Wettbewerbsverzerrungen sicherlich kein Argument für die ethische Vertretbarkeit betroffener Tierversuche entwickeln. Allerdings sind die Folgen dieser unterschiedlichen Standortfaktoren für die Personen, deren Lebenspläne auf eine Tätigkeit in diesem Bereich ausgerichtet waren, durchaus von ethischer Relevanz. Es ist hinlänglich bekannt, daß viele deutsche Unternehmen sich aus verschiedenen Gründen gerade im biotechnischen Forschungsbereich in den Vereinigten Staaten engagieren (DOLATA, 1995) und so auch viele junge Wissenschaftler gezwungen sind, zwischen der Option Arbeitslosigkeit oder dem Verlassen des Heimatlandes zu wählen. Nun läßt sich anhand der Publikationen über die im Ausland durchgeführten Tierversuche leicht feststellen, daß die Mehrzahl von ihnen im Rahmen von Forschungsprojekten mit generell vertretbarer Zielsetzung durchgeführt werden. Die direkt personenbezogenen Auswirkungen der Wettbewerbsverzerrungen stellen somit unter der Prämisse des expandierten Wertvergleichs ein vermeidbares Übel dar.

5.6.2.5 Sozialethische Kriterien

Die Auswirkungen der Verschiebung von Forschungsaktivitäten in das Ausland betreffen nicht nur die direkten Arbeitnehmer, sie sind vielmehr so komplex, daß an dieser Stelle nur angedeutet werden kann, welche Übel sich aus einer Stagnation der Grundlagenforschung in einem Land ergeben könnten. Generell gilt, daß Forschung und Entwicklung nicht nur eine allgemeine Notwendigkeit zur Sicherung der menschlichen Gesundheit und Lebensgrundlagen darstellen, sondern aufgrund der steigenden Internationalisierung in Wissenschaft und Wirtschaft zunehmend zu einem „Selektionsvorteil" für einzelne Länder werden (vgl. BRAUER, 1995).

Jede Verlagerung von Forschungsaktivitäten ins Ausland wird in ihrem Gefolge zwangsläufig zu einer Abwanderung von Menschen und Finanzen führen. Da kommerzielle Unternehmen ihre Produktionsstätten gewöhnlich in räumlicher Nähe zu den Forschungseinrichtungen plazieren, sind nach den hochqualifizierten Stellungen mittelfristig auch niedere Arbeitsplätze von den Umlagerungsmaßnahmen betroffen.

Das Beispiel USA zeigt, daß dort in den vergangenen Jahrzehnten im Bereich der Bio- und Gentechnologien eine Vielzahl mittelständischer Unternehmen gegründet wurden, was in Deutschland bisher ausblieb, aber als wünschenswert angestrebt wird (FÖRSTER und WOLF, 1996). Wenn hierfür zunächst auch häufig eine mangelnde Bereitschaft hiesiger Kreditinstitute zur ausreichenden Vorfinanzierung der Projekte verantwortlich gemacht wird (vgl. AMMON, 1995), dürften hintergründig Faktoren wie die geringe öffentliche Akzeptanz der Gentechnolgie oder die Darstellung der Tierversuchsproblematik in den Medien von nicht zu vernachlässigender Bedeutung sein.

Aufgrund der engen Verknüpfung von Wissenschaft und Lehre lassen sich des weiteren negative Auswirkungen auf die Qualität der universitären Bildungsstätten prognostizieren, was für ein ressourcenarmes Land wie die Bundesrepublik Deutschland besonders schwerwiegende Konsequenzen haben dürfte. Somit kann beispielsweise auch das Gut junger Menschen, eine hochkarätige Ausbildung in ihrem Wunschberuf zu erhalten, in einen expandierten Wertvergleich aufgenommen werden.

Es sei übrigens in keinster Weise bestritten, daß die sozialethische Bewertungsbasis sich grundlegend ändern würde, wenn weltweit auf den Tierversuch als Mittel zum wissenschaftlichen Erkenntnisfortschritt verzichtet werden würde. Dies erscheint aber zum einen praktisch unmöglich und ist zum anderen sittlich unter der Prämisse einer positiven Pflicht der biomedizinischen Forschung zur Aufklärung pathologischer Mechanismen bei menschlichen und tierischen Erkrankungen nicht zu rechtfertigen - vor allem, wenn man in Betracht zieht, daß dies nie restlos durch „Alternativmethoden" erfolgen kann. Auch der Hinweis vieler anerkannter deutscher Wissenschaftler, daß die Verdrängung von Tierversuchen in Länder mit weniger gesetzlichen Reglementierungen (oder unzureichenderen Kontrollmechanismen) als sie gegenwärtig in der BRD herrschen, gerade aus Tierschutzgründen nicht wünschenswert ist, kann übrigens sicher nicht zur Rechtfertigung jedes Grundlagenexperiments herangezogen werden. Allerdings läßt sich hieraus auch vom Tier her, d.h. im weitesten Sinne biozentrisch, ein Argument für die sittliche Vertretbarkeit derartiger Versuche konstruieren - unter der Prämisse, daß die generelle Forschungsrichtung ethisch vertretbar ist.

6 Patentierung transgener Tiere

6.1 Problemanalyse

Die Frage, ob es vertretbar ist, Patente auf Lebewesen zu erteilen, rückte durch den Fall der „Harvard Krebsmaus", die im April 1988 als erstes Säugetier vom US-amerikanischen Patent- und Markenamt mit einem Patent geschützt wurde, und für die bereits 1985 beim Europäischen Patentamt in München ein Patentierungsantrag gestellt wurde (MÜNK, 1993), massiv in den Mittelpunkt der öffentlichen Diskussion. Bereits im Juni 1980 wurde sie vom Obersten Gerichtshof der Vereinigten Staaten geprüft. Damals klagte der Konzern General Electric gegen das amerikanische Patentamt, das sich geweigert hatte, einen gentechnisch veränderten Bakterienstamm zu patentieren, der zur „Verdauung" von Ölteppichen auf Gewässeroberflächen fähig ist. General Electric gewann den Prozeß - die Tatsache, daß es sich um lebende Organismen handelte, war für die Richter nicht von rechtlicher Bedeutung (DULBECCO und CHIABERGE, 1991, S. 66).

Den vorläufig letzten Höhepunkt der Diskussion stellte das Einspruchsverfahren gegen das Europäische Patent EP 0169672 (die besagte „Harvard-Krebsmaus") Ende 1995 dar, das in den Medien als „ungleicher Kampf zwischen Ethik und Industrie" (GRAUPNER, 1995) öffentlichkeitswirksam begleitet wurde.

Obwohl die Frage, ob eine Patentierung von Lebewesen sittlich vertretbar ist, nicht das eigentliche Thema der vorliegenden Studie betrifft, da das Problem nicht mit dem originär gentechnischen Tierversuch in Zusammenhang steht, soll sie hier erörtert werden, denn es ist zu vermuten, daß sie in der öffentlichen Diskussion inzwischen eine Stellvertreterrolle für eine generelle Forschungs- und Technikskepsis einnimmt. Es sei darauf hingewiesen, daß sich die folgenden Ausführungen ausschließlich auf die Patentierung von Lebewesen beziehen und andere Fragestellungen - wie die der Patentierung einzelner Gensequenzen, die im Rahmen des Human Genome Project diskutiert wird und bereits zu rechtlichen Auseinandersetzungen führte - bewußt ausgeklammert werden.

Es sind eine Vielzahl von Einwänden gegen „Tierpatente" geltend gemacht worden, die sich drei Hauptgruppen zuordnen lassen:

1. Prinzipielle Einwände
2. Folgenorientierte Einwände
3. Rechtliche Einwände

Diese werden zunächst knapp dargestellt und anschließend einer Beurteilung unterzogen.

6.1.1 Prinzipielle Einwände

Die grundlegendste Kritik der Patentierung von Lebewesen zielt darauf ab, zu beweisen, daß derartige Unternehmungen aus ethischer Sicht generell unvertretbar sind und deswegen auch patentrechtlich unterlassen werden müssen. Als Leitgedanke und -slogan dienen dabei Formulierungen wie „Kein Patent auf Leben" oder „Wer die Patentierung von Lebewesen fordert ... will die Ab-Schöpfung der Natur" (IDEL, 1991, S. 117). Der häufigste prinzipielle Einwand läßt sich wie folgt zusammenfassen:

> Lebewesen haben einen Eigenwert, der sie prinzipiell von unbelebter Natur unterscheidet. Die Patentierung von Lebewesen bedingt eine fatale Nivellierung zwischen Leben und toter Materie, in ihr drückt sich eine mechanistische, anthropozentrische und gottlose Sicht des Lebens aus, der Eigenwert wird aufgehoben. Deshalb ist die Patentierung entweder generell abzulehnen, oder mit „grundsätzlichem Vorbehalt" (REITER, 1990) zu betrachten.

Diese argumentative Grundstruktur findet sich in der Mehrzahl der prinzipiellen Einwände wieder. So geht MIETH (1995b) in ähnlicher Weise vor, wenn er eine Gleichbehandlung von Tieren und Sachen im kartesianischen Sinne befürchtet und zudem den Anspruch eines Menschen, ein Tier „erfunden", „erzeugt" oder „geschaffen" zu haben, für unvereinbar mit der aus der „Mitgeschöpflichkeit" entspringenden Achtungspflicht hält. IDEL (1991, S. 122) kritisiert, daß unsere „ethischen und religiösen Wertvorstellungen, die auf einer Achtung des Lebens und der Schöpfung beruhen, tiefgreifend in Frage gestellt" werden und zudem „das Verhältnis unserer Gesellschaft zur Natur ... auf die Grundlage von Ausbeutung und Profit" herabgesetzt wird, denn „Patentierung von Lebewesen bedeutet, daß einige Menschen geistige Urheberschaft an Lebensprozessen für sich beanspruchen können".

6.1.2 Folgenorientierte Einwände

Eine zweite Hauptgruppe von Gegenargumenten beschäftigt sich mit den Problemen, die sich nach erfolgter Patentierung von Lebewesen ergeben könnten. Hierbei ist zu unterscheiden zwischen negativen Auswirkungen hinsichtlich des Tierschutzes und solchen hinsichtlich sozialethischer Probleme.

Für den Tierschutz wird geltend gemacht, daß die Einräumung des „Eigentumsrechts" die „Erzeugung von tierischem Leid" - wenn auch zu weiteren Zwecken - „prämiert" (MIETH, 1995b) und - da die gewerbliche Anwendbarkeit Patentierungsvoraussetzung ist - befürchtet werden muß, daß in Zukunft schneller und unkritischer mehr transgene Tiere als bisher erstellt werden, um diese vor anderen potentiellen Konkurrenten zum Patent anmelden zu können. Auch wird angenommen, daß durch die Patentierung die Reduzierung von Tieren auf ihre Nutzbarkeit für den Menschen weiter vorangetrieben wird. „Patentierung wird die genetische Manipulation von Tieren vorantreiben, um sie den industrialisierten Produktionssystemen in Landwirtschaft und pharmazeutischer Industrie anzupassen" (IDEL, 1991, S. 122)

Aus sozialethischer Perspektive werden eine Vielzahl von negativen Folgen prognostiziert. Befürchtet wird so beispielsweise in Bezug auf landwirtschaftliche Nutztiere eine Abhängigkeit traditioneller Züchter, die diese in den finanziellen Ruin treibt und so nachhaltig negative Auswirkungen auf unser Kultur- und Landschaftsbild hat. Eine große Rolle spielen ebenfalls Fragestellungen der Entwicklunspolitik - so wird befürchtet, daß vor allem Lizenzgebühren für „Wundersaaten" (IDEL, 1991, S. 121) oder krankheitsresistente Tiere bereits bestehende Abhängigkeiten der Dritte-Welt-Länder verschärfen und deren Verschuldung weiter erhöhen werden. Derartige Einwände beschränken sich nicht auf die landwirtschaftliche Nutzung der Gentechnologie, denn ähnlich negative Auswirkungen für Wissenschaft und Forschung in den Entwicklungsländern werden prognostiziert, wenn sich beispielsweise dortige Laboratorien durch Lizenzgebühren verteuerte Versuchstiere nicht mehr leisten können.

6.1.3 Rechtliche Einwände

Nach dem Europäischen Patentübereinkommen (EPÜ) und dem bundesdeutschen Patentgesetz müssen zur Erteilung eines Patentes mindestens die folgenden Kriterien erfüllt werden (LESKIEN, 1993):

1. „Neuheit", d.h. die Erfindung darf nicht zum Stand der Technik gehören.
2. „Erfinderische Tätigkeit", d.h. die Erfindung darf sich für den Fachmann nicht in naheliegender Weise aus dem Stand der Technik ergeben.
3. „Offenbarung", d.h. die Erfindungen sind zum Zweck der Patentierung so deutlich und vollständig zu beschreiben, daß Fachleute sie ausführen können.
4. Darüber hinaus muß der Gegenstand auf irgendeinem gewerblichen Gebiet einschließlich der Landwirtschaft hergestellt oder benutzt werden können.

Rechtsdefinitorische Einwände betreffen derzeit vor allem das Problem, ob es sich bei gentechnisch veränderten Tieren um *„Erfindungen"* oder um nicht patentfähige *„Entdeckungen"* handelt. Ein weiteres Kernproblem der juristischen Ebene, das bei der heftigen Auseinandersetzung um die Patentierung der „Harvard-Krebsmaus" in München eine große Rolle spielte, betrifft das Faktum, daß das EPÜ Pflanzensorten und Tier*arten* sowie alle Erfindungen, deren Veröffentlichung oder Verwertung gegen die öffentliche Ordnung oder die guten Sitten verstoßen würde, prinzipiell vom Patentschutz ausschließt (LESKIEN, 1993).

6.2 Beurteilung

6.2.1 Kritik der prinzipiellen Einwände

6.2.1.1 Der Antragsteller als „Schöpfer"?

So deutlich wie in wenigen anderen Bereichen zeigt sich bei der vorliegenden Thematik, welche vermeidbaren Probleme sich aus der Verwendung einer unpräzisen Sprache ergeben. Dies betrifft neben den noch zu diskutierenden rechtsdefinitorischen Fragestellungen auch umgangssprachliche Formulierungen wie die Rede von „Patenten auf *Leben*". Dieser wohnt bereits eine negativ wertende Implikation inne, denn es wird suggeriert, die Patentierung beruhe auf einer tatsächlichen „Erschaffung" der transgenen Organismen.

Der Erstellung eines transgenen Tieres mit spezifischen, erwünschten Veränderungen liegt unstrittig ein immenser intellektueller Arbeitsaufwand zugrunde, der anders als bei Entdeckungen nicht auf eine bestimmte Methode des systematischen Suchens beschränkt ist. Alleine schon die richtige Auswahl des zu transferierenden Gens und die Suche nach einem passenden Promotor sowie die *in-vitro* Klonierung zum eigentlichen Transgen entsprechen logisch durchaus dem, was man sich unter einer „Erfindung" subsumieren kann: Der kreativen Tätigkeit, aus vorhandenen Materialien etwas vollkommen Neues „herzustellen". Relevant ist hierbei, daß die „Neuheit" auf bestimmte, umschriebene Eigenschaften eines Lebewesens - wie die Änderung spezifischer Stoffwechselprozesse durch einen artübergreifenden Gentransfer oder die gezielte Inaktivierung vorhandener Gene beim „Knock-Out-Verfahren" - beschränkt ist. Auch die technisch mögliche Neuheit, durch den Einsatz von ES-Zellen Individuen mit vier genetischen Eltern *in vitro* zu „produzieren", ist nur dadurch möglich, daß dem natürlich vorgegebenen Zellmaterial unabhängig vom Wissenschaftler die Potenz innewohnt, das durch die Manipulation intendierte Ziel zu verwirklichen. Die Verbringung „fremder" Zellen in eine Blastozyste ist somit zwar ebenso wie die DNA-Mikroinjektion ein qualitativ „neuer" Vorgang, der am Ende entstehende Organismus hingegen entwickelt sich trotz der Manipulation aufgrund vorgegebener Prozesse, die keiner menschlichen Beeinflussung unterliegen. Eine rhetorische Gleichsetzung dieser technischen Tätigkeiten mit einem göttlichen Schöpfungsakt, wie sie von Vertretern der prinzipiellen Einwände vollzogen wird, erscheint somit schwerlich haltbar. Der Leiter der Rechtsabteilung des Deutschen Patentamts stellte treffend fest, daß im Fall der Krebsmaus nicht die Produktion von Mäusen, „die Maus und Mäuserich seit jeher ohne menschliches Zutun [beherrschen]" im Mittelpunkt der Patentierung stehen kann, sondern „das technische Know-how, wie man Mäuse oder andere Versuchstiere so präpariert, daß sie mit hoher Wahrscheinlichkeit an Krebs erkranken" (von RADEN, 1995).

Auch die Rede von einer Manipulation *am Leben selbst* muß abgelehnt werden, denn sie nivelliert die logische Unmöglichkeit, „das Leben selbst" manipulieren oder gar erschaffen zu können. Derartige Handlungen würden voraussetzen, daß man exakt definieren könnte, was „Leben" überhaupt ist. Dies erscheint nicht nur aufgrund eines eventuellen Mangels an wissenschaftlichen Daten unmöglich, vielmehr stellt Leben erkenntnistheoretisch eine Grundkategorie dar, die wir nie isoliert, „an sich", nachweisen können, sondern immer nur an raum-zeitlich begrenzten Organismen, an denen sie sich konkretisiert. Somit kann man zwar „lebende Organismen" manipulieren, nicht jedoch „das Leben". Wie bereits bei der Erörterung von Teleologie und Deontologie dargestellt wurde, ist ein absolutes Verbot derartiger Manipulationen nicht begründbar - vielmehr müssen sie nach den vorhersehbaren Folgen bewertet werden, Analoges gilt für Patentierungen.

Der prinzipielle Einwand - oder besser gesagt Vorwurf - daß das forschende menschliche Subjekt durch die Patentierung transgener Organismen die „geistige Urheberschaft an Lebensprozessen" (IDEL, 1991, S. 122) beansprucht und sich somit auf eine Stufe mit dem Schöpfer stellt, zielt wohl auf ein deontologisches Verbot der Patentierung unter dem Verweis auf Gott als handlungslimitierende Instanz ab und unterliegt somit der bereits an anderer Stelle gelieferten Kritik.

6.2.1.2 Teleologische Begründung eines generellen Patentierungsverbots?

Dennoch könnte die Möglichkeit bestehen, auf teleologischem Wege, d.h. von den Folgen her, ein generelles Verbot der Patentierung zu begründen. Will man hierbei nicht lediglich ein Verbot für bestimmte Einzelfälle erreichen, wie dies die folgenorientierten Einwände anzielen, so ist der Beweis erforderlich, daß durch den Vorgang der Patentierung selbst tierische Güter in einer Weise geschädigt werden, die auf keinen Fall ethisch vertretbar ist. Auf einer prinzipiellen Stufe dürfen dabei tatsächlich nur tierische Güter gegen das Gut des Patents abgewogen werden, denn alle anderen teleologischen Einwände, die weiter oben (vgl. Abschnitt 6.1.2) vorgestellt wurden, sind insofern nachrangig, als diese grundlegendste Zulässigkeit notwendige Voraussetzung ihrer Formulierung ist.

Allerdings ist dies auf der Basis der Phänomenologie der Achtung nicht möglich. Hier ist die Funktion der sittlichen Normen darin zu sehen, objektive tierische Güter zu schützen, die nur dann angenommen werden können, wenn der positive Nachweis eines korresponierenden Strebens gelingt (vgl. Abschnitt 3.7.2). Aus diesen Anforderungen ergibt sich klar, daß durch den umschriebenen Vorgang einer Patentierung alleine kein tierisches Gut negativ tangiert werden kann. Das würde voraussetzen, daß die betroffenen Individuen in der Lage wären, unter sonst gleichen Umständen den Zustand des nicht-patentiert-Seins anstreben zu können, wie dies mit Sicherheit jeder rationale Mensch tun würde, der seine Persönlichkeitsrechte durch einen derartigen Akt verletzt sähe. Der entscheidende Unterschied ist, daß der Mensch aufgrund seiner Rationalität das entsprechende Gut erkennen kann, die Maus hingegen nicht. Es ist somit prinzipiell unmöglich, in diesem Bereich eine Güterabwägung vorzunehmen, da dem menschlichen Gut der Sicherung intellektueller Anstrengungen kein tierisches Gut entgegensteht. Die Schädigung tierischer Güter erfolgte bereits im Vorgang des gentechnischen Tierversuchs, der seinerseits eine logische Möglichkeitsbedingung der Patentierung ist - die Notwendigkeit der Güterabwägung auf dieser Ebene bleibt unangetastet.

6.2.2 Beurteilung der Folgen

Die eigentlichen Probleme der Patentierung lebender Organismen scheinen sich auf der Ebene der Folgen zu finden und sollen in ihrer Brisanz keineswegs verharmlost werden. Allerdings bleibt zu bedenken, daß viele Einwände, die nicht auf den Tierschutz selbst abzielen, wohl weniger spezifisch gegen die Patentierung von Lebewesen gerichtet werden können, sondern das Patentrecht als solches betreffen. Dies betrifft vor allem Fragen der Verteilungsgerechtigkeit zwischen Industrie- und Entwicklungsländern.

Da hier nicht alle folgenorientierten Einwände ausführlich geprüft werden können, sei zunächst darauf verwiesen, daß sich auch bei einer generellen ethischen Vertretbarkeit der Patentierung von Lebewesen aus den Folgen heraus konkrete Verbote begründen lassen, die aber größtenteils mit den bereits geschilderten Anforderungen des Patentrechts konform gehen dürften. Ein Beispiel wäre, wenn wie von MIETH (1995b) befürchtet, tatsächlich „blind" transgene Tiere, deren Nutzung für Forschung oder Tierzucht noch nicht absehbar ist, erstellt würden und das Patent nur dazu dienen soll, vor eventuellen wirtschaftlichen Konkurrenten die Eigentumsrechte zu sichern.

Viele andere Einwände ließen sich durch geeignete politische Maßnahmen abschwächen. Dies scheint vor allem im Bereich der Landwirtschaft möglich. Wenn beispielsweise ein Patent auf krankheitsresistente Nutztiere zur Diskussion steht, deren Zucht übrigens auch Tierschützer befürworten (vgl. SOJKA, 1987, S. 59), so handelt es sich bei diesen Tieren aus vielen Gründen um ein Gut für die gesamte Gesellschaft. Somit besteht durchaus eine positive Pflicht, die Bereitstellung derartiger Güter zu fördern, d.h. Forschungen, deren Ergebnisse letzten Endes allen zugute kommen - und sei es nur über die Preise für Lebensmittel - finanziell zu unterstützen.

Es lassen sich aus dieser Argumentation heraus auch Ansätze entwickeln, die eine Patentierung sogar ethisch geboten erscheinen lassen. Der Präsident der Deutschen Forschungsgemeinschaft wies in einem Interview stellvertretend für viele andere darauf hin, daß Wissenschaft kein Ereignis ist, das sich jenseits von wirtschaftlichen Zwängen und Erwägungen abspielt - vielmehr stellen finanzielle Abhängigkeiten zunehmend ein Forschungshemmnis dar. Wenn man nun zu dem Ergebnis kommt, daß transgene Tiere nicht nur in der Nutztierzucht sondern auch in der biomedizinischen Forschung und in anderen Gebieten wie dem Gene Farming einen wünschenswerten Fortschritt darstellen, so kann sich eine Patentierung letzten Endes als unumgänglich erweisen, da „man sonst niemanden dafür interessieren kann, immenses Geld in die Entwicklung solcher Modelle ... zu investieren" (FRÜHWALD, 1995). Wenn sich also die Forschung, die zu fördern eine positive Pflicht der Allgemeinheit darstellt, nicht in staatlichen Wissenschaftsbetrieben abspielt, die direkt aus Steuergeldern finanziert werden, sondern in privaten Gesellschaften, die eine Refinanzierung ihrer Investitionskosten auch über Lizenzgebühren anstreben, so ist ein Patentierungsverbot kaum legitimierbar. Auf der anderen Seite kann durch eine Umleitung der Steuergelder zur Forschungsförderung - beispielsweise über Subventionen für Landwirte, die lizenzgeschützte Tiere oder Pflanzen erwerben - die Spannung zwischen positiven und negativen Auswirkungen der Patentierung gemildert werden.

Vergleichbar kann im Rahmen einer grenzüberschreitenden Solidarität für die gesellschaftliche Pflicht, derartige Fortschritte über Entwicklungshilfegelder für Dritte-Welt-Länder erreichbar zu machen, argumentiert werden. Es ist zumindest nicht ersichtlich, warum ein Patentnehmer für die generellen Verteilungsprobleme zwischen „reichen" und „armen" Ländern verantwortlich gemacht werden soll und deshalb auf eine Möglichkeit seiner eigenen Existenzsicherung zu verzichten hat.

Ein weiteres, folgenorientiertes Argument, das für die Zulässigkeit der Patentierung spricht, basiert auf den Bedürfnissen der Scientific community. Wie anfänglich erwähnt, ist die „Offenbarung" als deutliche und vollständige Beschreibung der Erfindungen - und zwar so, daß sie von Fachleuten ausgeführt werden können - Patentierungsvoraussetzung. Durch diese Offenbarung werden zwingend Informationen in den Gesamtpool des Fachwissens eingespeist, deren Veröffentlichung in den normalen Publikationsorganen andernfalls in manchen Fällen unterblieben wäre, um einen Wissensvorsprung samt eventueller Gewinnvorteile nicht zu gefährden.

6.2.3 Rechtliche Einwände

Die Prüfung eventueller rechtsdefinitorischer und anderer formaljuristischer Probleme hinsichtlich der Aufnahme lebender Organismen in das Patentierungsverfahren muß den hierfür zuständigen Experten überlassen bleiben und kann deshalb in dieser Arbeit nicht geleistet werden.

Es sei an dieser Stelle nochmals darauf verwiesen, daß sich durchaus Anhaltspunkte dafür finden lassen, daß transgene Tiere keine „nicht patentierbaren Entdeckungen" (MÜNK, 1993) darstellen, sondern daß ihrer Züchtung ein qualitatives Element innewohnt, das aufgrund eines Mangels an geeigneten Begriffen - worin vielleicht ein zentraler Punkt der Auseinandersetzung liegt, denn die Grenzen zwischen „Entdeckung" und „Erfindung" werden zunehmend undeutlicher und bedürfen einer neuen Bestimmung (FRÜHWALD, 1995) - durchaus die Zuordnung zu „Erfindungen" gestattet. *Entdeckt* kann nur etwas werden, was unabhängig von menschlichen Eingriffen existiert - „die Gentechnologie hingegen schafft ex novo Organismen, die in der Natur nicht vorkommen" (DULBECCO und CHIABERGE, 1991, S. 68).

6.3 Resümee

Ziel dieses Kapitels war nicht eine endgültige Lösung der Probleme, die sich bei der Patentierung von Lebewesen ergeben. Weiterreichende Fragen wie die, ob Patente auf Tiere überhaupt unabdingbar sind, wurden deshalb nicht vertieft - diese müssen in einem breiten Diskurs zwischen Experten aller betroffenen Fachrichtungen erörtert und entschieden werden.

Angestrebt war vielmehr ein Überblick, welche Argumente sich aus den verschiedenen Betrachtungshorizonten für und gegen die Patentierung anführen lassen sowie eine Klarstellung, weshalb sich die Thesen für ein absolutes Verbot letztlich als unhaltbar erweisen. Als Endergebnis kann festhalten werden, daß wie im allgemeinen Tierversuchsbereich auf der ethischen Ebene keine Argumente für ein generelles Verbot der Patentierung von Lebewesen existieren, die einer kritischen Prüfung standhalten können. Somit ist von einer prinzipiellen Zulässigkeit auszugehen, die aber nicht im Sinne einer generellen Erlaubtheit zu interpretieren ist.

Die eigentlichen Probleme der folgenbezogenen Ebene bleiben in ihrer Dringlichkeit bestehen und bedürfen in jedem Einzelfall einer kritischen Prüfung, wobei ein differenziertes Vorgehen erforderlich ist. So ist beispielsweise nicht einsichtig, warum ein kommerzielles Unternehmen, das massiv in die Entwicklung eines bestimmten, für die klinische Forschung unentbehrlichen Tiermodells investiert hat, im Fall dessen Patentierung für das Faktum verantwortlich gemacht werden soll, daß Wissenschaftler in Entwicklungsländern durch die hohen Kosten für den Erwerb der Tiere von der Forschung ausgeschlossen sein können. Derartige Verteilungsprobleme zwischen Erst- und Drittweltländern sind nicht primär wissenschaftsinterner Natur und fallen in die Zuständigkeit politischer Entscheidungsträger. Auf dieser Ebene müssen somit auch Lösungsansätze gefunden werden, die den Interessen aller betroffenen Parteien weitestmöglich Rechnung tragen - in diesem konkreten Fall wäre beispielsweise die Förderung der Forschung in den betroffenen Ländern durch Entwicklungshilfegelder vorrangiges Ziel - auch wenn ein Teil der Finanzen über Lizenzgebühren in die westlichen Industrienationen zurückfließt.

Auf der Grundlage der Phänomenologie der Achtung wurde dafür plädiert, daß die eigentliche tierschutzrelevante Schädigung vor der Patentierung im Tierversuch erfolgt. Daraus läßt sich schließen, daß Tiere, deren gentechnische Veränderung innerhalb der Rahmenbedingungen des bundesdeutschen Tierschutzgesetzes oder einer vergleichbaren Reglementierung genehmigt wurde, ohne moralische Probleme patentiert werden können. In diesen Fällen wurde die ethische Vertretbarkeit der Veränderungen bereits vor dem Versuch nachgewiesen. Probleme können sich allerdings dann ergeben, wenn transgene Tiere aus „Erzeugerländern" ohne derartige legislative Prüfinstanzen zum Patent angemeldet werden. Hier steht zunächst der Nachweis offen, daß die Züchtung und Verwendung dieser Tiere ethisch vertretbar ist, respektive nicht im Sinne des Patentrechts gegen die guten Sitten oder die öffentliche Ordnung verstößt.

Um derartigen Schwierigkeiten zu entgehen, wurde im Fall der bereits angesprochenen Harvard-Krebsmaus von der Prüfkammer des Europäischen Patentamts eine ausführliche Prüfung und Güterabwägung durchgeführt, deren „ethisch relativ weit ausgreifende Argumentation ... unverkennbar auf die entsprechenden Anforderungen des geltenden Tierschutzgesetzes ...[eingeht]" (MÜNK, 1993). Ein vergleichbares Vorgehen ist aus ethischer Sicht für alle zum Patent angemeldeten Tiere aus Ländern ohne dem bundesdeutschen Tierschutzgesetz vergleichbare Reglementierungen zu fordern. Nur so ist gewährleistet, daß nicht tatsächlich die Erzeugung leidvoller Zustände, die als ethisch unvertretbar anzusehen sind, „prämiert" (MIETH, 1995b) wird. Wenn derartige Prüfungen die Kompetenz der Patentämter überschreiten, sollten sie von unabhängigen Ethikkommissionen - vergleichbar den Kommissionen nach § 15 TSchG - durchgeführt werden.

7 Synopse und Ausblick

Unter der Prämisse, daß ein ethisch begründbarer und gesellschaftlich gewünschter Bedarf an einem weiteren und vertieften Erkenntnisgewinn biologischer Funktionszusammenhänge bei Tieren und Menschen besteht, ist ein völliger Verzicht auf den Tierversuch als grundlegende Methodik der biomedizinischen Forschung zum heutigen Zeitpunkt als illusorisch anzusehen. Die vielfältig verknüpften Kausalitäten biologischer Prozesse machen vielmehr bei den meisten Fragestellungen über kurz oder lang die Analyse eines Gesamtorganismus unabdingbar (GÄRTNER, 1995).

Durch transgene Tiere wird zusätzlich eine Vielzahl vollkommen neuartiger Handlungsmöglichkeiten eröffnet, die eine kritische Reflexion traditioneller philosophischer Konzepte erforderlich macht. Gerade im Bereich der Xenotransplantation werden dabei Fragen - wie die nach der personalen Identität (Ist ein Mensch, dessen innere Organe teilweise von einem Schwein stammen, noch dieselbe Person wie vor der Transplantation?) -, die philosophisch bislang vor einem relativ theoretischen Hintergrund erörtert wurden, plötzlich hochaktuell und bedürfen dringend einer fundierten interdisziplinären Auseinandersetzung.

In all diesen Bereichen wird das Fachurteil des Tierarztes im konkreten Diskurs ebenso unabdingbar bleiben wie das des Ethikers.

Die Phänomenologie der Achtung, deren Entwicklung und Begründung Ziel dieser Arbeit war, bildet für den heutigen und zukünftigen Prozeß der ethischen Evaluierung von Tierversuchen und modernen Technologien an Lebewesen in weiten Bereichen eine tragfähige Basis zur Ableitung konkreter Normen, die auch auf einem breiten interdisziplinären Konsens beruhen dürften. Dem interessierten Tierarzt und Wissenschaftler liefert sie zudem ein breites Instrumentarium an ethischen Grundlagenkenntnissen und Argumentationsstrategien, die ihm bei der kritischen Beurteilung seines Tätigkeitsbereiches ebenso hilfreich sein können wie bei der Überwindung der sprachlichen und gedanklichen Barrieren zwischen Natur- und Geisteswissenschaftlern.

Gerade diese Grenzüberschreitung wird nicht nur für Tierversuche und Gentechnologie, sondern generell für die Fähigkeit der Menschen, die Herausforderungen der Zukunft annehmen und bewältigen zu können, ein - wenn nicht der - entscheidende Faktor sein. „Interdisziplinarität - und dazu gehört u.a. der aufrichtige Versuch, die eigenen Ergebnisse auch Kollegen aus anderen Disziplinen zugänglich zu machen - wird heute zu einer besonders wichtigen ethischen Pflicht" (HÖSLE, 1994, S. 87).

Es bleibt für die Zukunft zu hoffen, daß *alle* Wissenschaftler ebenso wie Politiker, Journalisten und interessierte Bürger sich dieser oft nicht ganz einfachen Aufgabe bewußt werden und sich ihr stellen.

8 Zusammenfassung

Die vorliegende Arbeit stellt eine interdisziplinäre Studie zur Frage der ethischen Vertretbarkeit von Tierversuchen dar, wobei auch auf das Spezialgebiet der gentechnischen Veränderung von Tieren eingegangen wird. Das zentrale Anliegen ist dabei, unter dem Titel **„Phänomenologie der Achtung"** eine kritisch philosophische Grundlegung für eine Ethik des Tierversuchs zu entwikkeln.

Der erste Abschnitt dient nach einer knappen Problemschilderung der Einführung in die Methoden und Fachbegriffe der Ethik. Von zentraler Bedeutung ist dabei die Handlungstheorie als Voraussetzung für eine exakte Definition des Begriffs „Tierversuch". Im folgenden Abschnitt „Der moralische Status von Tieren" wird die *inhaltliche* Bestimmung der Phänomenologie der Achtung erarbeitet.

Hierbei steht die Frage, welche Wesen um ihrer selbst willen schützenswert sind, im Mittelpunkt. Zunächst werden die verschiedenen philosophischen Konzeptionen in diesem Bereich vorgestellt und kritisiert. Es handelt sich dabei um den *klassischen Anthropozentrismus* (hier haben nur Menschen einen moralischen Status) und dessen moderne Variante, den *gemäßigten Anthropozentrismus*. Daneben existieren der ethische *Holismus* (alle - auch die unbelebten - Naturgegenstände sind um ihrer selbst willen schützenswert), der *radikale Biozentrismus* (alle Lebewesen sind im Geltungsbereich unserer Pflichten, wobei von einer prinzipiellen Gleichwertigkeit alles Lebendigen ausgegangen wird) sowie der *Pathozentrismus* (nur höhere Wirbeltiere erhalten einen moralischen Status).

Die Autorin wird gegen all diese Theorien kritische Argumente vorbringen und unter dem Schlagwort *„gemäßigter Biozentrismus"* eine vermittelnde Position entwickeln, die das inhaltliche Gerüst der Phänomenologie der Achtung darstellt. Hier erhalten alle Lebewesen einen moralischen Status, allerdings wird für eine Stufung des Eigenwerts der verschiedenen Organismen anhand ihrer Stellung in der Scala naturae plädiert. Ein Exkurs beleuchtet den moralischen Status isolierter Zellen und tierischer Embryonen.

Nach dieser inhaltlichen Bestimmung werden die formalen Prinzipien dargelegt. Die Ethik unterscheidet zwei konkurrierende Ansätze: *Deontologie* und *Teleologie*.

Erstere geht davon aus, daß es bestimmte Handlungen gibt, die in sich schlecht sind und unabhängig von allen möglichen Folgen unterlassen werden müssen. Ein Beispiel wäre ein absolutes Verbot von Tierversuchen oder gentechnischen Eingriffen an Tieren, das auf verschiedene Weise begründet werden könnte, wie durch den argumentativen Rekurs auf eine mangelnde Berechtigung des Handelnden unter Berufung auf Gott oder „die Natur" als handlungslimitierende Instanzen.

Die Teleologie hingegen lehnt derart absolute Verbote ab - hier wird die sittliche Richtigkeit ausschließlich anhand der vorhersehbaren Handlungsfolgen bestimmt. Die Autorin vertritt die These, daß in der Auseinandersetzung zwischen Deontologie und Teleologie die Kernprobleme der Tierversuchs- und Gentechnologiediskussion verborgen sind.

Es folgt - neben einem Exkurs zu dem problematischen Begriff „Natur" - eine dezidierte Kritik der Deontologie, deren Ergebnis ein sittlicher Primat der Teleologie bildet. Handlungen, die nichtmenschliche Lebewesen betreffen, werden somit ausschließlich anhand ihrer vorhersehbaren Folgen beurteilt - und zwar im Rahmen einer Güterabwägung.

Auf den inhaltlichen (alle Tiere sind um ihrer selbst willen schützenswert) und formalen (Handlungen, die Tiere betreffen, müssen jede Schädigung tierischer Güter rechtfertigen können) Bestimmungen der Phänomenologie der Achtung aufbauend werden nun Normen für den Tierversuch entwickelt.

In einem Vorgriff wird auf die erkenntnistheoretischen Schwierigkeiten bei der Evaluierung moralisch relevanter Güter von Tieren eingegangen. Neben transgenen Tieren gilt bei der folgenden Normierung ein besonderes Augenmerk den Problemfeldern des Tierversuchs in der Aus-, Fort oder Weiterbildung und des Tierversuchs in der reinen Grundlagenforschung. Es wird gezeigt, daß sich auch für diese Gebiete objektive Bewertungskriterien entwikkeln lassen.

Zusammenfassung

Zum Abschluß wird ein Sonderproblem, das nicht unmittelbar mit Tierversuchen zusammenhängt, aber in der öffentlichen Diskussion eine Spitzenposition einnimmt, erörtert: Die Patentierung transgener Tiere. Nach Darstellung und kritischer Prüfung der möglichen Einwände wird gezeigt, daß sich unter den Prämissen der Phänomenologie der Achtung ein generelles Patentierungsverbot nicht begründen läßt.

9 Summary

The present thesis is an interdisciplinary study on the ethics of animal experimentation, including the specific questions arising from the genetic alteration of animals. The author develops an ethical concept, called **„Phenomenology of Respect"**, which is based on rational arguments and allows to deduce objecitve norms for the field of animal experimentation.

The first chapter introduces the basic methods and terms of the philosophical discipline „ethics". A central point besides preliminary remarks is the theory of action, which is needed to define the term „animal experiment".

The following section on the moral status of animals discusses, which beings are of *direct* moral relevance. The main philosophical theories in this field are introduced and criticized. They include the *traditional anthropocentrism* (which contributes a moral status only to humans), its modern variation, the *moderate anthropocentrism, holistic theories* (here all natural objects are in the moral community - no matter if they live or not), the *radical biocentrism* (which respects all living beings, but postulates for all of them an absolute equal status) and the *pathocentrism* (here only vertebrates receive a moral status). The author will show the special lacks of these theories and introduce the *moderate biocentrism* as basis for the phenomenology of respect. This intermediate position between the extremes of the traditional anthropocentrism and holistic theories contributes a moral status to all living beings. But in contrast to the radical biocentrism a hierarchy is postulated, which bases upon the position of an organism in the „scala naturae". A special point discusses the moral status of isolated cells and animal embryos.

The next chapter deals with the establishment of the appropriate formal concept for the evaluation of our actions. In ethics two main strategies have to be distinguished: *deontology* and *consequentialism.* In deontology some actions are wrong in themselves and must not be done - no matter what consequences they might have. An example would be the absolute prohibition of animal experiments or of any genetic engineering on animals. Consequentialism denies such absolute norms - here the character of an action is only determined by the foreseeable consequences. The author suggests that the main problems of the discussions concerning animal experiments and genetic engineering origin in the tension between deontology and consequentialism. After a profound critique - including a discussion of the problematic term „nature" - the author suggests the priority of consequentialism for the phenomenology of respect. So all actions concerning animals are only judged by their foreseeable consequences.

The next chapter bases on the two main principles of the phenomenology of respect (all animals have a moral status and all actions concerning animals have to be justified by the proportionalistic principle of weighing the affected goods of animals against the goods of humans) and deduces concrete norms for the ethical justification of animal experiments. A first step shows the problems in detecting morally relevant goods of animals. These problems arise from the theory of cognition and have to be respected. The chapter deals besides animal experiments in general with transgenic animals and animal experiments in education and basic research. The author shows the possibility of receiving objective norms for these sensitive areas.

The last point of the study deals with a special problem that does not directly concern animal experiments, but occupies a leading position in the public debate: the patenting of transgenic animals. Following a characterization and critique of the main objections it is shown that a general prohibition of patenting animals cannot be rationally established.

10 Literatur

AGENA CA. (1989): Die Tierversuchskommission nach § 15 Tierschutzgesetz: Prüfung der „Unerläßlichkeit" und „ethischen Vertretbarkeit" von Tierversuchen. Dtsch Tierärztebl 9: 624-628

ALTNER G. (1986): Mensch und Natur in der Verfügungsgewalt der Gentechnologie. In: GARDNER HM. (1986): Eingriffe in das Leben. Innsbruck: Solaris: 2-8

AMMON U. (1995): Arbeits- und Industriepolitik in der Biotechnologie. In: von SCHELL T, MOHR H. (Hrsg.): Biotechnologie - Gentechnik: eine Chance für neue Industrien. Berlin: Springer: 481-491

ARISTOTELES (1983): Nikomachische Ethik. Stuttgart: Reclam

ARISTOTELES (1993): Metaphysik. Stuttgart: Reclam

ARNOLD B. (1995): Erzeugung und Haltung von „knock out" Mäusen und immundefizienten Tieren. Tierlaboratorium 18: 25-33

von ASSISI F. (1991): Sonnengesang. In: SIEFERLE RP. (Hrsg.): Natur. Ein Lesebuch. München: Beck: 51-51

BAIER T. (1996): Besserer Tierschutz und doch mehr Tierversuche? Süddeutsche Zeitung Nr. 246, 24. Oktober 1996

BARROW JD. (1996): Die Natur der Natur. Reinbek: Rowohlt

BENTHAM J. (1970): An Introduction to the Principles of Morals and Legislation. London: Athlone Press

BERTENS APMG, BOOIJ LHDJ, FLECKNELL PA, LAGERWEIJ E. (1995): Anästhesie, Analgesie und Euthanasie. In: van ZUTPHEN LFM, BAUMANS V, BEYNEN AC. (Hrsg.): Versuchstierkunde. Stuttgart: Fischer: 239-267

BEYNEN AC, FESTING MFW. (1995): Phasen eines Tierversuchs. In: van ZUTPHEN LFM, BAUMANS V, BEYNEN AC. (Hrsg.): Versuchstierkunde. Stuttgart: Fischer: 179-187

BEYNEN AC, FESTING MFW, van MONTFORT MAJ. (1995a): Planung von Tierversuchen. In: van ZUTPHEN LFM, BAUMANS V, BEYNEN AC. (Hrsg.): Versuchstierkunde. Stuttgart: Fischer: 189-215

BEYNEN AC, GÄRTNER K, van ZUTPHEN LFM. (1995b): Standardisierung von Tierversuchen. In: van ZUTPHEN LFM, BAUMANS V, BEYNEN AC. (Hrsg.): Versuchstierkunde. Stuttgart: Fischer: 93-99

BIRKNER HJ. (1971): Anthropozentrisch. In: RITTER J. (Hrsg.): Historisches Wörterbuch der Philosophie. Darmstadt: Wissenschaftliche Buchgesellschaft: 379

BIRNBACHER D. (1991): „Natur" als Maßstab menschlichen Handelns. ZfPhF 45: 60-75

BIRNBACHER D. (1994): Der (u.a.) ethische Auftrag des Tierschutzbeauftragten. Der Tierschutzbeauftragte 3: 6-10

BIRNBACHER D. (1995): Dürfen wir Tiere töten? In: HAMMER C, MEYER J. (Hrsg.): Tierversuche im Dienste der Medizin. Lengerich, Berlin: Pabst Science Publishers: 26-41

BLUMER K. (1996): Welche Ethik wählen? Ausgewählte philosophische Konzepte zum Mensch-Tier-Verhältnis. Tierlaboratorium 19: 95-112

BLUMER K, WOLF E. (1996): Konzept einer anwendungsorientierten Ethik für Tierversuche. Der Tierschutzbeauftragte 5: 78-83

BLUMER K, WOLF E. (1997): Tierzucht und Tierschutz aus ethischer Perspektive. In: DEUTSCHE VETERINÄRMEDIZINISCHE GESELLSCHAFT (Hrsg.): Thema „Tierschutz und Tierzucht": Tagung der Fachgruppen „Tierschutzrecht und Gerichtliche Veterinärmedizin" und „Tierzucht, Erbpathologie und Haustiergenetik" in Zusammenarbeit mit der Tierärztlichen Vereinigung für Tierschutz [ISBN: 3-930511-40-1]: 17-24

BLUMER K, LIEBICH HG, RICKEN F, WOLF E. (1995): „Güterabwägung" und Tierversuch - einige Aspekte zur Klärung der ethischen Vertretbarkeit. Der Tierschutzbeauftragte 4: 221-227

BÖHLER D. (1994): In dubio contra projectum. In: ders. (Hrsg.): Ethik für die Zukunft. München: Beck: 244-276

BÖHME G. (1996): Naturphilosophie als Arbeit am Begriff „Natur". In: ARZT T, DOLLINGER R, HIPPIUS-GRÄFIN DÜRCKHEIM M. (Hrsg.): Philosophia Naturalis: Beiträge zu einer zeitgemäßen Naturphilosophie. Würzburg: Königshausen und Neumann: 340-356

BONDOLFI A. (1989): Tier-"Rechte" und Tierversuche. Conc 25: 267-273

BRANDHUBER K. (1996): Zu den Begriffen Leiden und erhebliche Leiden aus der Sicht des geltenden Rechts. Tierärztl Umsch 51: 136-141

BRAUER D. (1995): Die Biotechnologische Industrie in Deutschland und in der EG. In: von SCHELL T, MOHR H. (Hrsg.): Biotechnologie - Gentechnik: eine Chance für neue Industrien. Berlin: Springer: 422-455

BREM G. (1993): Transgenic Animals. In: PÜHLER A. (Hrsg.): Genetic Engineering of Animals. Weinheim: VHC: 83-170

BREM G, BRENIG B, GOODMAN HM, SELDEN RC, GRAF F, KRUFF B, SPRINGMANN K, HONDELE J, MEYER J, WINNACKER EL, KRÄUßLICH H. (1985): Production of transgenic mice, rabbits and pig by microinjection into pronuclei. Zuchthygiene 20: 251-252

BRIESKORN N. (1990): Rechtsphilosophie. Stuttgart: Kohlhammer

BÜTTNER-ENNEVER JA. (1994): Die Folgen einer Tierversuchsgenehmigung - aus Sicht der Antragstellerin. Der Tierschutzbeauftragte 3: 28-30

BUNDESMINISTERIUM FÜR ERNÄHRUNG, LANDWIRTSCHAFT UND FORSTEN (1997): Zahlen der Versuchstiere in Deutschland. Dtsch Tierärztebl 45: 32

BUNDES-TIERÄRZTEORDNUNG in der Fassung der Bekanntmachung vom 20. November 1981 (BGBl I, S. 1193 ff.)

van der BURG W. (1996): Legislation on human embryos: from status theories to value theories. ARSP 82: 73-87

CAMPBELL KHS, McWHIR J, RITCHIE WA, WILMUT I. (1996): Sheep cloned by nuclear transfer from a cultured cell line. Nature 380: 64-66

CASPAR J. (1995): Tierschutz unter rechtsphilosophischem Aspekt. ARSP 81: 378-404

CHARGAFF E. (1986): Voraussichtliche Rücknahme eines Fluches. In: GARDNER HM. (Hrsg.): Eingriffe in das Leben. Innsbruck: Solaris: 34-43

de COCK BUNING TJ, HEEGER FR, VERHOOG H. (1995): Ethische Aspekte des Tierversuchs. In: van ZUTPHEN LFM, BAUMANS V, BEYNEN AC. (Hrsg.): Versuchstierkunde. Stuttgart: Fischer: 301-314

CORETH E. (1986): Was ist der Mensch? Grundzüge einer philosophischen Anthropologie. Innsbruck: Tyrolia

CORETH E, SCHÖNDORF H. (1990): Philosophie des 17. und 18. Jahrhunderts. Stuttgart: Kohlhammer

CUSSLER K, HENDRIKSEN CFM. (1996): Stand der Entwicklung von Alternativen bei der Prüfung immunologischer Arzneimittel. In: GRUBER FP, SPIELMANN H. (Hrsg.): Alternativen zu Tierexperimenten: Wissenschaftliche Herausforderung und Perspektiven. Heidelberg: Spektrum: 163-190

DAVIS M. (1996): Das Ziel der Zweckursache: ARISTOTELES' Metaphysik A. In: ARZT T, DOLLINGER R, HIPPIUS-GRÄFIN DÜRCKHEIM M. (Hrsg.): Philosophia Naturalis: Beiträge zu einer zeitgemäßen Naturphilosophie. Würzburg: Königshausen und Neumann: 323-339

DAWKINS R. (1994): Das egoistische Gen. Heidelberg: Spektrum

DERBOLAV J. (1974): Handeln, Handlung, Tat, Tätigkeit. In: RITTER J. (Hrsg.): Historisches Wörterbuch der Philosophie: Band 3. Darmstadt: Wissenschaftliche Buchgesellschaft: 992-994

DESCARTES R. (1978): Von der Methode des richtigen Vernunftgebrauches und der wissenschaftlichen Forschung. Hamburg: Meiner

DESCARTES R. (1993): Meditationen über die Grundlagen der Philosophie. Hamburg: Meiner

DITTRICH L. (1993): Welche Grundformen des Leidens sind beim Säugetier zu erwarten? In: GÄRTNER K, MILITZER K. (1993): Zur Bewertung von Schmerzen, Leiden und Schäden bei Versuchstieren. Berlin: Parey: 45-47

DOLATA U. (1995): Nachholende Modernisierung und internationales Investitionsmanagement: Strategien der deutschen Chemie- und Pharmakonzerne in der neuen Biotechnologie. In: von SCHELL T, MOHR H. (Hrsg.): Biotechnologie - Gentechnik: eine Chance für neue Industrien. Berlin: Springer: 456-480

DREWERMANN E. (1981): Der tödliche Fortschritt. Regensburg: Pustet

DROSDOWSKI G. (1989): Duden „Etymologie": Herkunftswörterbuch der deutschen Sprache. Mannheim: Dudenverlag

DULBECCO R, CHIABERGE R. (1991): Konstrukteure des Lebens. München: Piper

EDER K. (1988): Die Vergesellschaftung der Natur: Studien zur sozialen Evolution der praktischen Vernunft. Frankfurt a.M.: Suhrkamp

EIBACH U. (1980): Grenzen und Ziele der Gentechnologie aus theologisch-ethischer Sicht. In: KLINGMÜLLER W. (Hrsg.): Genforschung im Widerstreit. Stuttgart: Wissenschaftliche Verlagsgesellschaft: 117-143

ELEFTHERIADIS A. (1996): Der Begriff „Praktischer Fortschritt" in den biomedizinischen Wissenschaften. Strukturalistischer Ansatz zur

Rekonstruktion wissenschaftstheoretischer Begriffe in der Medizin. Z Allg Wiss 27: 15-27

ERBRICH P. (1988): Zufall: Eine naturwissenschaftlich-philosophische Untersuchung. Stuttgart: Kohlhammer

FEHIGE C, MEGGLE G. (1991): Plädoyer für eine Institutionalisierung Praktischer Ethik. In: STEIGLEDER K, MIETH D. (Hrsg.): Ethik in den Wissenschaften. Tübingen: Attempto: 257-269

FEINBERG J. (1986): Die Rechte der Tiere und zukünftiger Generationen. In: BIRNBACHER D. (Hrsg.): Ökologie und Ethik. Stuttgart: Reclam: 140-179

FÖRSTER M, WOLF E. (1996): Biotechnik in der Tierzucht. Von der Grundlagenforschung in die Praxis. Einsichten 2: 22-25

FRÜCHTL J. (1993): „Leben wie ein gutes Tier" - Ethik zwischen Mitleid und Diskurs. DZ Ph 41: 981-994

FRÜHWALD W. (1995): Keine Eingriffe ins menschliche Erbgut! SZ-Interview mit dem Präsidenten der Deutschen Forschungsgemeinschaft. Süddeutsche Zeitung Nr. 283, 8. Dezember 1995

FUCHS J. (1982): „Intrinsece malum": Überlegungen zu einem umstrittenen Begriff. In: KERBER W. (Hrsg.): Sittliche Normen: Zum Problem ihrer allgemeinen und unwandelbaren Geltung. Düsseldorf: Patmos: 74-91

FUCHS J. (1996): Gott - der Herr über Leben und Tod. Stimm Zeit 214: 328-336

FURGER F. (1990): Natur und Kultur - die sozialethische Perspektive. In: FRALING B. (Hrsg.): Natur im ethischen Argument. Freiburg i.Br.: Herder: 87-104

GÄRTNER K. (1995): Defizite philosophischer Konzepte bei der bioethischen Bewertung von Projekten aus der biologischen und medizinischen Grundlagenforschung. Der Tierschutzbeauftragte 4: 213-220

GÄRTNER K, MILITZER K. (1993): Zur Bewertung von Schmerzen, Leiden und Schäden bei Versuchstieren. Berlin: Parey

GEHLEN A. (1986): Der Mensch: seine Natur und seine Stellung in der Welt. Wiesbaden: Aula

GELDERMANN J, MOMM H. (1995): Biotechnologie als Grundlage neuer Verfahren in der Tierzucht. In: von SCHELL T, MOHR H. (Hrsg.): Biotechnologie - Gentechnik: eine Chance für neue Industrien. Berlin: Springer: 244-284

GERHARD V. (1976): Interesse. In: RITTER J, GRÜNDER K. (Hrsg.): Historisches Wörterbuch der Philosophie: Band 4. Darmstadt: Wissenschaftliche Buchgesellschaft: 485-494

GERICKE C, VÖLLM B, RIEG T, KELLER M. (1996): SATIS-Studie ´95: Erfassung des Tierverbrauchs und des Einsatzes von Alternativmethoden im Studium an deutschen Hochschulen. Bochum: Timona

GLOY K. (1996): Die Gen-Revolution und ihre ethische Kontroverse. In: HUBIG C, POSER H. (Hrsg.): Cognitio humana - Dynamik des Wissens und der Werte, XVII. Deutscher Kongress für Philosophie. Berlin: ProduServ Verlagsservice: 123-130

GOODALL J. (1995): Why is it unethical to use chimpanzees in the laboratory? ATLA 23: 615-620

GORDON JW, RUDDLE RH. (1982): Germ line transmission in transgenic mice. In: BURGER MG, WEBER R. (Hrsg.): Embryonic Development, Part B: Cellular Aspects. New York: Liss: 112-124

GORDON JW, SCANGOS GA, PLOTKIN DJ, BARBOSA JA, RUDDLE FH. (1980): Genetic transformation of mouse embryos by microinjection of purified DNA. Proc Natl Acad Sci (USA) 77: 7380-7384

GRAUPNER H. (1995): Die Macht des Patentamts. Süddeutsche Zeitung Nr. 273, 27. November 1995

GREEN GH. (1980): Killing and letting die. Amer Phil Quart 17: 195-204

GRÜBLER B. (1993): Gewissens- kontra Lehrfreiheit? Der Tierschutzbeauftragte 2: 45-46

van der GULDEN WJI, BEYNEN AC, HAU J. (1995): Tiermodelle. In: van ZUTPHEN LFM, BAUMANS V, BEYNEN AC. (Hrsg.): Versuchstierkunde. Stuttgart: Fischer: 171-177

GUTMANN WF, EDLINGER K. (1994): Organismus und Evolution: Naturphilosophische Grundlagen des Prozeßverständnisses. In: BIEN G, GIL T, WILKE J. (Hrsg.): „Natur" im Umbruch: Zur Diskussion des Naturbegriffs in Philosophie, Naturwissenschaften und Kunsttheorie. Stuttgart - Bad Cannstatt: fromman-holzboog: 109-140

HACKBARTH H, de GREEVE PCM, HAMPSON J, van ZUTPHEN LFM. (1995): Gesetzgebung und Tierversuch. In: van ZUTPHEN LFM, BAUMANS V, BEYNEN AC. (Hrsg.): Grundlagen der Versuchstierkunde. Stuttgart: Fischer: 9-18

HAEFFNER G. (1989): Philosophische Anthropologie. Stuttgart: Kohlhammer

HAEFFNER G. (1994): Aufgrund wovon kommt einem Menschen die Würde einer Person zu? In: EHLEN P. (Hrsg.): Der Mensch und seine Frage nach dem Absoluten. München: Kindt: 79-107

HAMMER C. (1995): Tierorgane als Transplantate für Menschen. In: HAMMER C, MEYER J. (Hrsg.): Tierversuche im Dienste der Medizin. Lengerich, Berlin: Pabst Science Publishers: 145-160

HARE RM. (1992): Moralisches Denken: seine Ebenen, seine Methode, sein Witz. Frankfurt a.M.: Suhrkamp

HASSKARL H. (1995): Ethische Vertretbarkeit von Tierversuchen und Forschungsfreiheit: Eine bedeutsame Gerichtsentscheidung. Der Tierschutzbeauftragte 4: 21-29

HLINAK A, SCHADE R, MARX U. (1994): Das Hühnerei - ein universelles biologisches System für die Entwicklung von Alternativen zum Tierversuch - Herstellung polyklonaler und monoklonaler Antikörper. Der Tierschutzbeauftragte 3: 26-28

HÖFFE O. (1984a): Ethische Grenzen der Tierversuche. In: HÄNDEL U. (Hrsg.): Tierschutz. Testfall unserer Menschlichkeit. Frankfurt a.M.: Fischer: 82-99

HÖFFE O. (1984b): Der wissenschaftliche Tierversuch: eine bioethische Fallstudie. In STRÖKER E. (Hrsg.): Ethik der Wissenschaften? München: Wilhelm Fink: 117-142

HOERSTER N. (1995): Neugeborene und das Recht auf Leben. Frankfurt a.M.: Suhrkamp

HÖSLE V. (1994): Philosophie der ökologischen Krise: Moskauer Vorträge. München: Beck

HOGAN B, BEDDINGTON R, CONSTANTINI F, LACY E. (1994): Manipulating the Mouse Embryo. Cold Spring Harbor, NY: Cold Spring Harbor Laboratory Press

HOLOTIK K. (1993): Tiere als Geschöpfe Gottes. Der Tierschutzbeauftragte 2: 13-17

HONECKER M. (1995): Grundriß der Sozialethik. Berlin: de Gruyter

HUBRECHT R. (1995): Gentically modified animals, welfare and UK legislation. Animal Welfare 4: 163-170

HUSSERL E. (1965): Philosophie als strenge Wissenschaft. Frankfurt a.M.: Vittorio Klostermann

HYDE SC, GILL DR, HIGGINS CF, TREZISE AEO. (1993): Correction of the ion transport defect in cystic fibrosis transgenic mice by gene therapy. Nature 362: 250-255

IDEL A. (1991): Gentechnik, Biotechnik und Tierschutz. Göttingen: Echo

IRRGANG B. (1990): Naturrecht als Entscheidungshilfe? In: HEIMBACH-STEINS M. (Hrsg.): Naturrecht im ethischen Diskurs. Münster: Aschendorff: 67-98

IRRGANG B. (1993): Gentransfer bei Tierversuchen und in der Tierzucht. Ethische und juristische Grenzen. Polit Stud 44: 76-81

JAENISCH R, MINTZ B. (1974): Simian virus 40 DNA sequences in DNA of healthy adult mice derived from preimplantation blastocysts injected with viral DNA. Proc Natl Acad Sci (USA) 71: 1250-1254

JONAS H. (1973): Organismus und Freiheit. Göttingen: Vandenhoek und Ruprecht

JONAS H. (1984): Das Prinzip Verantwortung. Frankfurt a.M.: Suhrkamp

JONAS H. (1989): Humanexperimente. In: SASS HM. (Hrsg.): Medizin und Ethik. Stuttgart: Reclam: 232-253

JUGENDGERICHTSGESETZ in der Fassung der Bekanntmachung vom 11. Dezember 1974 (BGBl I, S. 3427), zuletzt geändert durch das Gesetz vom 28. Oktober 1994 (BGBl I, S. 3186)

KANT I. (1954): Metaphysik der Sitten. Hamburg: Meiner

KANT I. (1990): Kritik der praktischen Vernunft. Hamburg: Meiner

KANT I. (1994): Grundlegung zur Metaphysik der Sitten. Stuttgart: Reclam

KERBER W. (1992): Technischer Wandel und christliche Ethik. In: MERTENS G, KLUXEN W, MIKAT K. (Hrsg.): Markierungen der Humanität. Paderborn: Ferdinand Schöningh: 123-134

KLEINHAPPL J. (1992): Güter. In: BRUGGER W. (Hrsg.): Philosophisches Wörterbuch. Freiburg i.Br.: Herder: 163-164

KLIMENT T, RENN O, HAMPEL J. (1995): Die Chancen und Risiken der Gentechnologie aus der Sicht der Bevölkerung. In: SCHELL TV, MOHR H. (Hrsg.): Biotechnologie - Gentechnik: eine Chance für neue Industrien. Berlin: Springer: 558-583

KOCH-BRANDT C. (1993): Gentransfer: Prinzipien - Experimente - Anwendung bei Säugern. Stuttgart: Thieme

KOHLMANN U. (1995): Überwindung des Anthropozentrismus durch Gleichheit alles Lebendigen? ZfPhF 49: 15-35

KOJIMA H. (1986): Ehrfurcht vor dem Leben. Die Philosophie Albert Schweitzers. In: GARDNER HM. (Hrsg.): Eingriffe in das Leben. Innsbruck: Solaris: 149-150

KOLTERMANN R. (1994): Grundzüge der modernen Naturphilosophie. Frankfurt a.M.: Knecht

KOOLHAAS JM, BAUMANS V, BLOM HJM, von HOLST D, TIMMERMANS PJA, WIEPKEMA RP. (1995): Verhalten, Streß, Wohlbefinden. In: van ZUTPHEN LFM, BAUMANS V, BEYNEN AC. (Hrsg.): Versuchstierkunde. Stuttgart: Fischer: 71-92

KREBS A. (1993): Haben wir moralische Pflichten gegenüber Tieren? Das pathozentrische Argument in der Naturethik. DZ Ph 41: 995-1008

KÜBLER J, PIGEOT I. (1993): Beiträge der Statistik zur Reduzierung der Versuchstieranzahl. Der Tierschutzbeauftragte 2: 11-17

KÜPPERS BO. (1990): Der Ursprung biologischer Information. Zur Naturphilosophie der Lebensentstehung. München: Piper

KUMMER C. (1991): Selbstorganisation und Entwicklung. Th & Ph 66: 547-556

KUMMER C. (1994): Sind Eisbären höflich? Von der Reichweite der Soziobiologie und den Grenzen unserer Gene. Stimm Zeit 212: 132-140

KUNSTYR I. (1996): Die Wissenschaft braucht die Versuchstiere. Tierärztl Prax 24: 532-536

KURREK J. (1994): Primat der Furcht. Medizinische Gentechnologie und das „Prinzip Verantwortung“. In: BÖHLER D. (Hrsg.): Ethik für die Zukunft. München: Beck: 428-456

LAUFS A. (1986): Rechtshistorische Analekten. In: HARDEGG W, PREISER G. (Hrsg.): Tierversuche und medizinische Ethik. Hildesheim: Olms: 104-114

LENK H. (1992): Zwischen Wissenschaft und Ethik. Frankfurt a.M.: Suhrkamp

LESKIEN D. (1993): Kritische Anmerkungen zur Patentierung genetisch veränderter Organismen. Polit Stud 44: 125-131

LINKE DB. (1996): Hirnverpflanzung. Die erste Unsterblichkeit auf Erden. Reinbek: Rowohlt

LOEFFLER K. (1990): Schmerzen und Leiden bei Tieren. Berl Münch Tierärztl Wschr 103: 257-261

LÖW R. (1987): Ethik und Gentechnik. Köln: Adamas

LÖW R. (1991): Stichwort Gentechnik - Der ethische Aspekt. In: FISCHER EP, SCHLEUNING WD. (Hrsg.): Vom richtigen Umgang mit Genen. München: Piper: 20-25

LÖW R. (1996): Gedanken zur ethischen Begründung des Tierschutzes. In: SILL B. (Hrsg.): Bio- und Gentechnologie in der Tierzucht. Stuttgart: Ulmer: 66-78

LORENZ K. (1992): Die Naturwissenschaft vom Menschen. München: Piper

LORZ A. (1992): Tierschutzgesetz: mit Rechtsverordnung und Europäischen Übereinkommen; Kommentar. München: Beck

LOTZ JB. (1992a): Analogie. In: BRUGGER W. (Hrsg.): Philosophisches Wörterbuch. Freiburg i.Br.: Herder: 11-13

LOTZ JB. (1992b): Natur. In: BRUGGER W. (Hrsg.): Philosophisches Wörterbuch. Freiburg i.Br.: Herder: 256-257

LOVELOCK J. (1991): Das GAIA-Prinzip: Die Biographie unseres Planeten. Zürich: Artemis & Winkler

MAAG V. (1983): Das Tier in den Religionen. In: FREWEIN J. (Hrsg.): Das Tier in der menschlichen Kultur. Zürich: Artemis & Winkler: 7-18

MAND U. (1995): Über die in § 7 Abs. 3 des TierSchG geforderte Abwägung ethischer Vertretbarkeit von Tierversuchen. Der Tierschutzbeauftragte 4: 229-234

MARTIN G. (1996): Zur naturwissenschaftlichen Erfaßbarkeit von Leiden bei Tieren - eine Einführung. Tierärztl Umsch 51: 131-136

McCORMICK RA. (1982): Neuere Überlegungen zur Unveränderlichkeit sittlicher Normen. In: KERBER W. (Hrsg.): Sittliche Normen: Zum Problem ihrer allgemeinen und unwandelbaren Geltung. Düsseldorf: Patmos: 46-57

MENNE A. (1993): Einführung in die Logik. Tübingen: Francke

MEYER-ABICH KM. (1984): Wege zum Frieden mit der Natur: praktische Naturphilosophie für die Umweltpolitik. München: Hauser

MEYER-ABICH KM. (1991): Die holistische Alternative. In: SIEFERLE RP. (Hrsg.): Natur. Ein Lesebuch. München: Beck: 159-170

MIETH D. (1983): Was die Sinnkrise übersteht: Ethische Perspektiven für eine menschliche Zukunft. In: JONAS H, MIETH D. (Hrsg.): Was für morgen lebenswichtig ist. Freiburg i.Br.: Herder: 33-80

MIETH D. (1989): Theologisch-ethische Ansätze im Hinblick auf die Bioethik. Conc 25: 211-218

MIETH D. (1995a): Ethische Evaluierung der Biotechnologie. In: von SCHELL T, MOHR H. (Hrsg.): Biotechnologie - Gentechnik: eine Chance für neue Industrien. Berlin: Springer: 505-530

MIETH D. (1995b): Das Leiden wird prämiert. Warum eine Patentierung von gentechnisch veränderten Tieren abzulehnen ist. Süddeutsche Zeitung Nr. 291, 18. Dezember 1995

MILLER J. (1996): Gentechnik - Eine Schlüsseltechnologie des 21. Jahrhunderts. Polit Stud 47: 85-88

MÜLLER A. (1995a): Übertreten verboten? Überlegungen zur moralischen Relevanz von Artgrenzen angesichts der Möglichkeit des artüberschreitenden Gentransfers. Tierlaboratorium 18: 34-43

MÜLLER A. (1995b): Ethische Aspekte der Erzeugung und Haltung transgener Nutztiere. Stuttgart: Enke

MÜLLER C. (1992): Verantwortungsethik. In: PIPER A. (Hrsg.): Geschichte der neueren Ethik: Band 2: Gegenwart. Tübingen: Francke: 103-131

MÜNK HJ. (1993): Tierpatente im Kreuzfeuer der Kritik. Stimm Zeit 211: 605-616

MULLINS JJ, PETERS J, GANTEN D. (1990): Fulminant hypertension in transgenic rats harbouring the mouse Ren-2 gene. Nature 344: 541-544

NAB J, BALLS M, HENDRIKSEN CFM. (1995): Alternativen zum Tierversuch. In: van ZUTPHEN LFM, BAUMANS V, BEYNEN AC. (Hrsg.): Versuchstierkunde. Stuttgart: Fischer: 287-299

NEUMAIER O. (1993): Ethische Fragen der Verwendung von Tieren. Der Tierschutzbeauftragte 2: 17-23

OTT K. (1996): Vom Begründen zum Handeln: Aufsätze zur angewandten Ethik. Tübingen: Attempto

PACHO J. (1990): Über das Verhältnis der Geisteswissenschaften zu Natur und Technik. DZ Ph 38: 818-823

PALMITER RD, BRINSTER RL, HAMMER RE, TRUMBAUER ME, ROSENFELD MG, BIRNBERG NC, EVANS RM. (1982): Dramatic growth of mice that develop from eggs microinjected with metallothionein-growth hormone fusion genes. Nature 300: 611-615

PATZIG G. (1971): Ethik ohne Metaphysik. Göttingen: Vandenhoek und Ruprecht

PATZIG G. (1978): Der Unterschied zwischen subjektiven und objektiven Interessen und seine Bedeutung für die Ethik. Göttingen: Vandenhoek und Ruprecht

PATZIG G. (1983): Ökologische Ethik - innerhalb der Grenzen bloßer Vernunft. Göttingen: Vandenhoek und Ruprecht

PATZIG G. (1986): Der wissenschaftliche Tierversuch unter ethischen Aspekten. In: HARDEGG W, PREISER G. (Hrsg.): Tierversuche und medizinische Ethik. Hildesheim: Olms: 68-84

von der PFORDTEN D. (1993): Sein, Werten, Sollen. ARSP 79: 48-69

von der PFORDTEN D. (1996): Ökologische Ethik. Reinbek: Rowohlt

PIAGET J. (1993): Probleme der Entwicklungspsychologie. Hamburg: Europäische Verlagsanstalt

POOLE T. (1996): Transgenic animals: An alternative? ATLA 24: 195

PORTER D. (1992): Ethical Scores for Animal Experiments. Nature 356: 101-102

von RADEN L. (1995): Sind Patente auf Tiere erforderlich? Wie wirtschaftliche Interessen von Erfindern und gute Sitten vereinbart werden können. Süddeutsche Zeitung Nr. 282, 7. Dezember 1995

RAHNER K. (1969): Zum Problem der genetischen Manipulation aus der Sicht des Theologen. In: WAGNER F. (Hrsg.): Menschenzüchtung. München: Beck: 135-166

RAST M. (1992): Pantheismus. In: BRUGGER W. (Hrsg.): Philosophisches Wörterbuch. Freiburg i.Br.: Herder: 283-284

REGAN T. (1988): The Case of Animal Rights. London: Routledge

REITER J. (1990): Gentechnik und Patente. Soll Leben patentiert werden? Stimm Zeit 208: 447-452

REITER J. (1993): Tierversuche und Tierethik. Stimm Zeit 211: 451-463

REITER J. (1994): Gentechnik und Ethik. Pharm Ind 56: 242-246

RICKEN F. (1987): Anthropozentrismus oder Biozentrismus? Begründungsprobleme der ökologischen Ethik. Th & Ph 62: 1-21

RICKEN F. (1989): Allgemeine Ethik. Stuttgart: Kohlhammer

ROEHRS M. (1993): Zoologische Betrachtungen zu Vergleichen der Empfindungen von Schmerzen, Leiden und Ängsten bei Mensch und Säugetieren. In: GÄRTNER K, MILITZER K. (1993): Zur Bewertung von Schmerzen, Leiden und Schäden bei Versuchstieren. Berlin: Parey: 48-51

ROLLE M. (1984): Medizinische Mikrobiologie, Infektions- und Seuchenlehre für Tierärzte, Biologen und Agrarwissenschaftler: Lehrbuch für Praxis und Studium. Stuttgart: Enke

RUSCHE B, SAUER UG. (1996): Tierverbrauchsfreie Verfahren in der Ausbildung von Biologen, Medizinern und Veterinärmedizinern.

In: GRUBER FP, SPIELMANN H. (Hrsg.): Alternativen zu Tierexperimenten: Wissenschaftliche Herausforderung und Perspektiven. Heidelberg: Spektrum: 257-270

RUSSELL WMS, BURCH RL. (1959): Principles of Humane Experimental Technique. London: Methuen Ltd.

SCHÄFER L. (1993): Das Bacon-Projekt. Von der Erkenntnis, Nutzung und Schonung der Natur. Frankfurt a.M.: Suhrkamp

SCHARMANN W. (1995): Biologie und Haltungsbedarf von Mäusen, Ratten, Meerschweinchen und Kaninchen. Der Tierschutzbeauftragte 4: 122-129

SCHARMANN W, TEUTSCH GM. (1994): Zur ethischen Abwägung von Tierversuchen. ALTEX 11: 191-198

SCHENKEL J. (1995): Transgene Tiere. Heidelberg: Spektrum

SCHLENKER G. (1996): Schmerzentstehung, Schmerzwahrnehmung und Schmerzreaktion. Tierärztl Umsch 51: 3-7

SCHLITT M. (1992a): Umweltethik. Paderborn: Schöningh

SCHLITT M. (1992b): Haben Tiere Rechte? ARSP 78: 225-241

SCHLUMBERGER HD, BRAUER D. (1995): Die Bedeutung rechtlicher Rahmenbedingungen für die Anwendung der Gentechnik in der Bundesrepublik Deutschland. In: von SCHELL T, MOHR H. (Hrsg.): Biotechnologie - Gentechnik: eine Chance für neue Industrien. Berlin: Springer: 389-421

SCHMITZ H. (1992): Sind Tiere Bewußthaber? ZfPhF 46: 329-347

SCHMITZ J. (1993): Wege zur Verbesserung der Haltungsbedingungen von Primaten. Der Tierschutzbeauftragte 2: 3-8

SCHMITZ P. (1985): Ist die Schöpfung noch zu retten? Würzburg: Echter

SCHMITZ P. (1989): Landwirtschaftliche Biotechnik in ethischer Betrachtung. Conc 25: 273-280

SCHNABEL U. (1995): Sterben für das Studium. Die Zeit Nr. 5, 27. Januar 1995

SCHOCKENHOFF E. (1996): Naturrecht und Menschenwürde: universale Ethik in einer geschichtlichen Welt. Mainz: Matthias-Grünewald

SCHOTT H. (1993): Die Chronik der Medizin. Dortmund: Chronik-Verlag

SCHÜLLER B. (1980): Die Begründung sittlicher Urteile: Typen ethischer Argumentation in der Moraltheologie. Düsseldorf: Patmos

SCHULZ W. (1993): Grundprobleme der Ethik. Stuttgart: Neske

SCHWEITZER A. (1991): Die Ehrfurcht vor dem Leben. München: Beck

SCHWEIZERISCHE AKADEMIE DER MEDIZINISCHEN WISSENSCHAFTEN, SCHWEIZERISCHE AKADEMIE DER NATURWISSEN-SCHAFTEN (1994): Ethische Grundsätze und Richtlinien für Tierversuche. Schweiz Ärzteztg 33: 1255-1263

SECRETARY OF STATE FOR THE HOME DEPARTMENT (1996): Statistics of Scientific Procedures on Living Animals. Great Britain: 1995

SEEGER K, BRUNNHÖFER H. (1995): Tierversuche zur Aus- und Weiterbildung in der Industrie. Der Tierschutzbeauftragte 4: 142-145

SEIFFERT H. (1971): Einführung in die Wissenschaftstheorie 1: Sprachanalyse, Deduktion, Induktion in Natur- und Sozialwissenschaften. München: Beck

SEKRETARIAT DER DEUTSCHEN BISCHOFSKONFERENZ (1993): Die Verantwortung des Menschen für das Tier. Bonn: Sekretariat der deutschen Bischofskonferenz

SHELDRAKE R. (1993): Das Gedächtnis der Natur: Das Geheimnis der Entstehung der Formen in der Natur. München: Piper

SIEP L. (1996): Eine Skizze zur Grundlegung der Bioethik. ZfPhF 50: 236-253

SINGER P. (1976): Animal Liberation. London: Lowe & Brydom

SINGER P. (1978): Animal Experimentation: Philosophical Aspects. In: REICH W. (Hrsg.): Encyclopedia of Bioethics. New York: The Free Press: 79-83

SINGER P. (1994): Praktische Ethik. Stuttgart: Reclam

SKIRBEKK G. (1995): Ethischer Gradualismus: jenseits von Anthropozentrismus und Biozentrismus? DZ Ph 43: 419-434

SKOFITSCH G. (1988): Vom Hund zum Ei? In: LEMBECK F. (Hrsg.): Alternativen zum Tierversuch. Stuttgart: Thieme: 71-79

SOJKA K. (1987): Auch Tiere haben Rechte. Düsseldorf: ECON

SPAEMANN R. (1996): Personen: Versuche über den Unterschied zwischen „etwas" und „jemand". Stuttgart: Klett-Kotta

SPAEMANN R, LÖW R. (1991): Die Frage Wozu? Geschichte und Wieder-entdeckung des teleologischen Denkens. München: Piper

STAUFFACHER M. (1996): *Refinement* bei der Haltung von Versuchstieren - Aufgaben der Laborethologie. In: GRUBER FP, SPIELMANN H. (Hrsg.): Alternativen zu Tierexperimenten: Wissenschaftliche Herausforderung und Perspektiven. Heidelberg: Spektrum: 301-318

STRAFGESETZBUCH in der Fassung der Bekanntmachung vom 10. März 1987 (BGBl I, S. 954, ber. S. 1160), zuletzt geändert durch das Gesetz vom 21. September 1995 (BGBl I, S. 1050)

STROH W. (1995): Theologische und psychosoziale Probleme bei Explantationen und Implantationen von Spenderorganen. Polit Stud 46: 89-99

SUN JH. (1994): Heiligt die gute Absicht ein schlechtes Mittel? Die Kontroverse über Teleologie und Deontologie in der Moralbegründung unter besonderer Berücksichtigung von Josef Fuchs und Robert Spaemann. St. Ottilien: EOS

TAYLOR P. (1986): Respect for Nature. Princton: Princeton University Press

TEUCHERT-NOODT G. (1996): Neuropsychologie von Labortieren: Funktionale und dysfunktionale Reorganisation von Nagern nach sensorischer und haltungsbedingter Deprivation im Experiment. Tierärztl Umsch 51: 162-171

TEUTSCH GM. (1987): Mensch und Tier: Lexikon der Tierschutzethik. Göttingen: Vandenhoeck und Ruprecht

TEUTSCH GM. (1995): Die „Würde der Kreatur": Erläuterungen zu einem neuen Verfassungsbegriff am Beispiel des Tieres. Berlin: Haupt

TEUTSCH GM. (1996): Ethische Abwägung von Tierversuchen als gesellschaftlicher Auftrag: Von der zwischenmenschlichen zur artübergreifenden Humanität. In: GRUBER FP, SPIELMANN H. (Hrsg.): Alternativen zu Tierexperimenten: Wissenschaftliche Herausforderung und Perspektiven. Heidelberg: Spektrum: 15-46

THEISEN H. (1991): Bio- und Gentechnologie - Eine politische Herausforderung. Stuttgart: Kohlhammer

THOMAS P. (1996): Möglichkeiten einer zeitgemäßen Naturphilosophie: Das Beispiel „Selbst-Natur-Sein". In: ARZT T, DOLLINGER R, HIPPIUS-GRÄFIN DÜRCKHEIM M. (Hrsg.): Philosophia Naturalis: Beiträge zu einer zeitgemässen Naturphilosophie. Würzburg: Königshausen und Neumann: 357-378

TIERSCHUTZGESETZ in der Fassung der Bekanntmachung vom 17. Februar 1993 (BGBl. I, S. 254), zuletzt geändert durch Artikel 86 des Gesetzes vom 27. April 1993 (BGBl I, S. 512, 2436)

TOOLEY M. (1972): Abortion and Infanticide. Phil Pub Affairs 2: 37-63

VOSSENKUHL W. (1992): Vernünftiges und unvernünftiges Wissen. Naturwiss 79: 97-102

VOSSENKUHL W. (1995): Würde im Sterben. Polit Stud 46: 26-36

WATSON JD, GILMAN M, WITKOWSKI J, ZOLLER M. (1993): Rekombinierte DNA. Heidelberg: Spektrum

WEHOWSKY S. (1985): Gott und Gene. Von der gegenwärtigen Sprachlosigkeit der Theologie. In: ders. (Hrsg.): Schöpfer Mensch?: Gentechnik, Verantwortung und unsere Zukunft. Gütersloh: Gütersloher Verlagshaus Gerd Mohn: 94-120

WEISMAHR B. (1991): Ontologie. Stuttgart: Kohlhammer

WEIß J, MAEß J, NEBENDAHL K, ROSSBACH W. (1996): Haus- und Versuchstierpflege. Stuttgart: Fischer

WILLIAMSON R, LEE D, HAGAMAN J, MAEDA N. (1992): Marked reduction of high lipoprotein cholesterol in mice genetically modified to lack apolipoprotein A-I. Proc Natl Acad Sci (USA) 89: 7134-7138

WILLWOLL A. (1992): Streben. In: BRUGGER W. (Hrsg.): Philosophisches Wörterbuch. Freiburg i.Br.: Herder: 381

WIMMER R. (1991): „Kategorische Argumente" gegen die Keimbahn-Gentherapie? In: WILS JP, MIETH D. (Hrsg.): Ethik ohne Chance? Tübingen: Attempto: 182-209

WITTGENSTEIN L. (1989): Werkausgabe Band 1: Tractatus logico-philosophicus, Tagebücher 1914-1916, Philosophische Untersuchungen. Frankfurt a.M.: Suhrkamp

WOLF E, BREM G. (1995a): Transgene Tiere: Bedeutung für die klinische chirurgische Forschung. Langenbecks Arch Chir Suppl II: 768-774

WOLF E, BREM G. (1995b): Definition, Etablierung und Bewertung transgener Tiermodelle. In: HAMMER C, MEYER J. (Hrsg.): Tierversuche im Dienste der Medizin. Berlin: Pabst Scientific Publishers: 106-135

WOLF E, WANKE R. (1996): Growth hormone overproduction in transgenic mice: phenotypic alterations and deduced animal models. In: van ZUTPHEN LFM, van der MEER M. (Hrsg.): Welfare of Transgenic Animals. Heidelberg: Springer: 26-47

WOLF JC. (1992): Tierethik. Freiburg i.Br.: Herder

WOLF JC. (1993): Ist Ehrfurcht vor dem Leben ein brauchbares Moralprinzip? Frei Z Phil Theol 40: 359-383

WOLF U. (1990): Das Tier in der Moral. Frankfurt a.M.: Klostermann

WOLFF M. (1990): Das Naturverständnis des Naturwissenschaftlers und seine Verwendung im ethischen Argument. In: FRALING B. (Hrsg.): Natur im ethischen Argument. Freiburg i.Br.: Herder: 33-54

ZACHERL N. (1988): Die Frage der Verantwortung. In: LEMBECK F. (Hrsg.): Alternativen zum Tierversuch. Stuttgart: Thieme: 245-252

ZIMMERLI W. (1991): Dürfen wir, was wir können? Zum Verhältnis von Recht und Moral in der Gentechnik. In: FISCHER EP, SCHLEUNING WD. (Hrsg.): Vom richtigen Umgang mit Genen. München: Piper: 35-71

van ZUTPHEN LM, HEDRICH HJ, van OORTMERSSEN GA, PRINS JB. (1995): Genetische Standardisierung. In: van ZUTPHEN LFM, BAUMANS V, BEYNEN AC. (Hrsg.): Versuchstierkunde. Stuttgart: Fischer: 117-130

FSC
www.fsc.org
MIX
Papier | Fördert gute Waldnutzung
FSC® C083411

Kolibri 360 GmbH
Ferdinand-Jühlke-Straße 7
99095 Erfurt, Deutschland
produktsicherheit@kolibri360.de